全国名老中医传承系列丛书

国医大师

阮士怡医案精粹

为医者，心怀苍生，一世勤勉治病救人。为师者，甘为人梯，倾囊传授精绝造诣。

阮士怡·主审

张军平·主编

U0278055

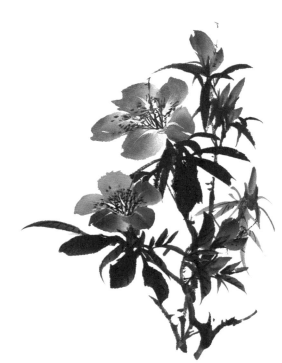

华夏出版社

HUAXIA PUBLISHING HOUSE

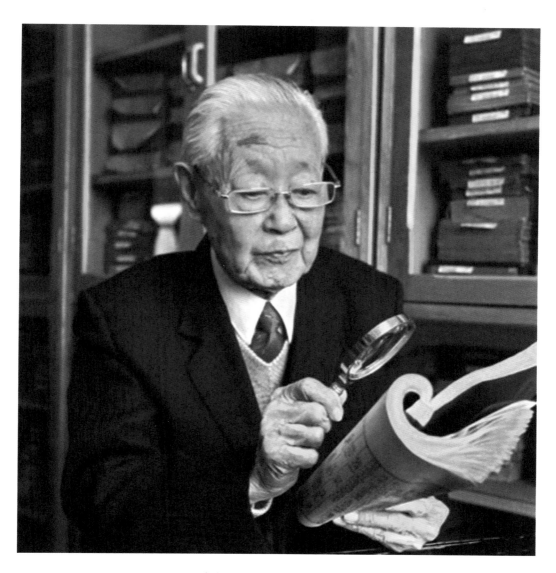

国医大师阮士怡教授研读中医古籍

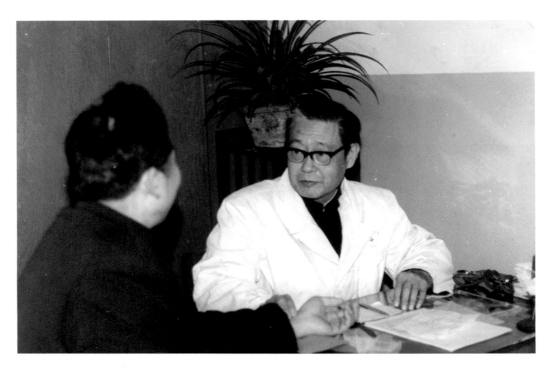

阮士怡教授在门诊应诊

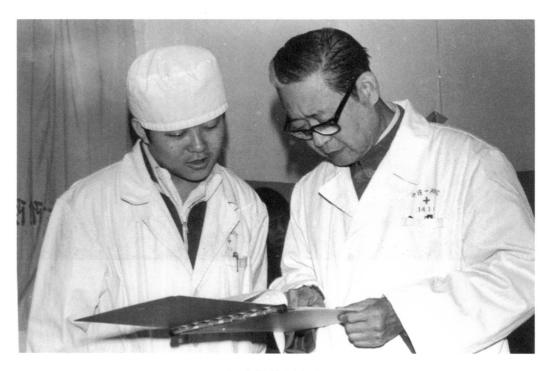

阮士怡教授查房

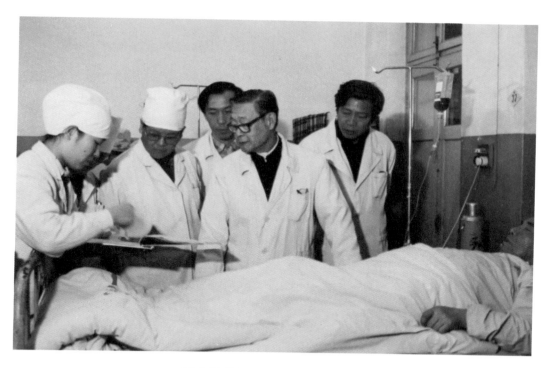

阮士怡教授给学生们讲解病例

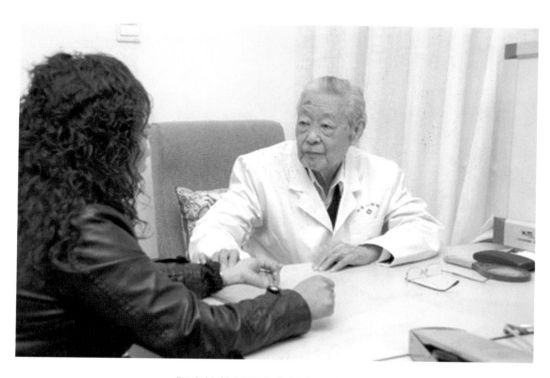

阮士怡教授百岁高龄在门诊应诊

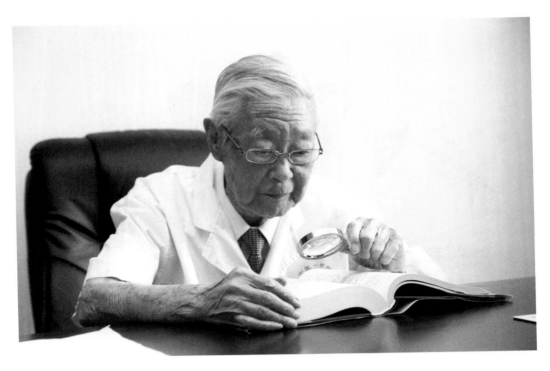

阮士怡教授在研究中药药理知识

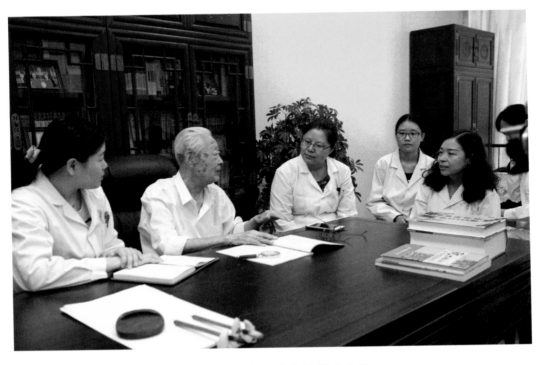

阮士怡教授在工作室给学生上课

编委会

前　言

国医大师阮士怡教授致力于中医、中西医结合事业 70 余载，倾尽毕生心血精研中医、中西医结合防治老年病、心血管疾病。所持理论学说、辨证思路、临证经验、感悟心得，悉遵《黄帝内经》中有关防病、治病的学术精华，尤以此三条最为重视——"是故圣人不治已病治未病，不治已乱治未乱"（《素问·四气调神大论》），"正气存内，邪不可干"（《素问遗篇·刺法论》）和"治病必求于本"（《素问·阴阳应象大论》）。"尊古创新"，是阮士怡教授历来所奉行的临床诊疗和科学研究指导思想。

阮士怡教授创新性地提出了"心 - 脾 - 肾三脏一体观"防治老年病和心血管疾病，强调预防为主，顾护人体正气为要。他认为动脉粥样硬化是一种增龄性疾病，动脉内膜损伤是其发生发展的始动因素，因而保护动脉内膜是阻抑动脉粥样硬化进程、防治老年病和心血管疾病的根本治法。阮士怡教授创立了"益肾健脾、软坚散结法"防治动脉粥样硬化，针对不同疾病的临床特点衍生出具体治法，如"益肾健脾、涤痰强心法"治疗慢性心力衰竭、"益肾健脾、涤痰复脉法"治疗心律失常等。现逾百岁高龄的阮士怡教授仍心系临床，晨诵经典、夕读药理、药化等书籍，不断更新自己的知识和理念，如秉烛之明。通过孜孜以求地深入思考与研究，阮士怡教授对现有的学术观点进一步完善，提出了"益肾健脾、育心保脉法"预防心系疾病的学术观点，使"治未病"的理念日臻完善与升华。

传辨证思维之灵巧，承临证感悟之心法与处方用药之圆通，贵在医案。在传承国医大师阮士怡教授学术思想和临证经验时，医案记录、回顾、整理和分析是必不可少的一部分，回览阮士怡教授跨世纪的临诊病案资料，常不禁触动心灵。

20 世纪 50、60 年代，刚刚成立的新中国，人民生活尚不富裕，身体健康状况欠佳，医生殚精竭虑挽救患者生命。从阮士怡教授的讲述中我们得知，那时西医也是处于"缺医少药"的境地，而中医药对某些疑难病（如肝硬化腹水、慢性心衰）的确起到了补充甚至中流砥柱的作用。在中药的使用上，他用药轻灵，常以"轻量释顽疾"。阮士怡教授曾诊治过 1 例急性白血病患者，经治 19 天，症状减轻，病情好转；也曾诊治 1 例支气管扩张症见咳血未行手术治疗的患者，经治咳血症状消失；此外，还有 II 度子宫下垂患者，经治子宫复位。那段时期，阮士怡教授总是将临诊病案及心得规整地记录下来。然而随着几次搬迁变动，现存当时的临诊医案已大多遗失或残存不全，无法完整、系统地回顾总结。

20 世纪 90 年代之后，随着科技进步和医学的发展，许多疾病的诊断更加明确，用药也越发精准，治疗手段也愈加多样。同时，医案记录日趋完整，得以保存、流传。此番，我们将 2012 ~ 2014 年间阮士怡教授在天津中医药大学第一附属医院应诊的医案编纂成册，以飨同道。所选的这些医案多以原貌记录，按语分析俱为临诊之余阮士怡教授传道、授业、解惑之语，或师生探讨之析。

本册医案以阮士怡教授治疗心血管疾病为主线，第一章以阮教授所尊崇的《黄帝内经》三条原文着眼系统展开其学术思想和临证医理；第二章精选阮士怡教授治疗心血管疾病的临证经验和验案；第三章以阮士怡教授临诊心得和健康长寿漫谈收尾，旨在挖掘、传承医道医术的同时，勿忘治疗疾病不是最终目标，国民健康长寿才是医者所竭力追求之根本，这也是学生们耳濡目染所袭承阮士怡教授的大爱与仁德之心。

稿凡三易而成，虽不能悉举，愿承儒医之仁德，布医术之大道。

张军平

于国医大师阮士怡工作室

2018 年 11 月

目　录

第三章 诊余医话——阮士怡教授康寿心得

第一章
临证医理——阮士怡教授学术渊源

　　汉代名医张仲景在《伤寒杂病论》序中说："勤求古训，博采众方"，意在继承古人所积累的丰富的临床经验并总结中医学理论知识，以发扬祖国的中医药文化。临证医理是中医学术思想的直观体现、处方用药的指导思想和发扬创新的根基所在。阮士怡教授熟谙《黄帝内经》，对其中三条原文尤其重视，一是"圣人不治已病治未病"（《素问·四气调神大论》），二是"正气存内，邪不可干"（《素问遗篇·刺法论》），三是"治病必求于本"（《素问·阴阳应象大论》）。本篇"临证医理"围绕此三条原文展开，论述阮士怡教授防治疾病的学术思想。

第一节
圣人不治已病治未病——延缓衰老

随着老龄化社会的来临，衰老带来的各种问题日益凸显，延缓衰老成为一个重要的话题。人们已然认识到，疾病和衰老彼此不同又相互关联。与此同时，衰老又是各种老年病的共同危险因素，甚至根源之所在。衰老不是疾病，但老了便容易得病，衰老的速度与疾病的发生亦更为相关。生、长、壮、老、已是机体生命发展的必然规律，《灵枢·天年》有言：".....四十岁，五脏六腑十二经脉，皆大盛以平定......五十岁，肝气始衰......六十岁，心气始衰......七十岁，脾气虚......八十岁，肺气衰......九十岁，肾气焦......百岁，五脏皆虚，神气皆去，形骸独居而终矣"，讲述了人体渐渐衰老的过程，这也是人体五脏六腑渐虚、气血津液渐耗的过程。阮教授认为，在人体衰老过程中，作为先后天之本的脾、肾二脏起关键作用。若脾肾之气充足，则体健寿延；若脾肾亏虚，则百病由生。五脏虚损皆可生痰浊，如肺失宣肃、脾失健运、心阳不足、肝血不足、肾水失度等，皆可以导致体内水液代谢失常，升降出入不利，痰浊内生，进而加速衰老。其中，脾、肾二脏与衰老和疾病发生发展密切相关，如《景岳全书·杂证谟》所说："五脏之病，虽俱能生痰，然无不由乎脾肾"，脾主湿，湿动为痰，肾主水，水泛有痰，痰之化在脾，痰之本在肾，脾肾亏虚，痰浊内生成为加速衰老和疾病发生的直接原因。延缓衰老的核心目标在于提高生活质量，要老得好、老得健康，从而将"因老而衰"向"健康老龄"转变。阮教授主张，应当预防为主，从孕胎、儿童、青壮年时期做起，从疾病早期干预，做到未病先防、既病防变、瘥后防复，正所谓"知常达变，知变先防"。

一、未病先防

1. 顺应自然，天人合一

老子云："人法地，地法天，天法道，道法自然。"《素问·上古天真论》云："上古之人，其知道者，法于阴阳，和于术数，食饮有节，起居有常，不妄作劳，故能形与神俱，而尽终其天年，度百岁乃去。"要"度百岁"，就要懂得"道"，要取法于阴阳变化的道理并应用于生活。阮教授认为，人生活于自然中理应顺应自然，他注重"顺四时而适寒暑"，根据气候变化增减衣服。在自然面前，人们不仅要做到与天气相应，还要有效地避免不利因素，掌握并适应其变化规律。"春夏养阳，秋冬养阴"，就是要顺应季节变化，春夏之时保养阳气，秋冬之时保养阴气，以增强人体对外在环境变化的适应能力，减少疾病的发生。人们只有与自然和谐统一，才能达到天人相应，人们的养生观只有建立在这种整体观念的基础上，才会发挥其独特价值。

2. 养护正气，重在脾胃

阮教授根据《黄帝内经》提出的"正气存内，邪不可干""邪之所凑，其气必虚""治病必求于本"等理论，认为人体患病的原因除了"邪盛"之外，"正虚"往往是疾病发生的本质因素。他提出预防疾病的关键在于养护正气，若人体正气充足，邪气就不能侵害机体。

阮教授长期致力于心血管疾病和老年病的研究。结合多年临床经验，阮教授认为45岁是人体健康状态的转折点，《黄帝内经》中亦有女子"七七"、丈夫"八八"的关于衰老进程的论述。此时人体的脏腑功能衰退，内分泌易出现紊乱，较易罹患各种疾病。他指出，衰老跟人体的肾、脾二脏关系密切，肾为先天之本，是元气之根，脾为后天之本，是气血生化之源。此外，血脉功能的正常更是一项不可缺少的条件，它是将气血运送至全身各处的通路。所谓"足受血而能步，掌受血而能握，指受血而能摄"，说明了血液循环的重要性。阮教授认为，只要血管内膜完好，血行畅通，血液循环正常，则脏器血供充足，功能不易退化。此时机体新陈代谢旺盛，人的体质则会保持良好状态，可以有效延缓衰老的进程，寿命即可大大提高。

阮教授提倡"药食同源"，提倡把某些具有抗动脉粥样硬化作用的中药加入日常饮食中，如核桃、红枣、石斛、参类等，建议人们从45岁左右即开始服用。

3. 心境平和，随遇而安

孔子在《论语》中指出"仁者寿"，"大德者必得其寿"，强调"仁德"是长寿的基础。唐代孙思邈在《备急千金要方》中多次强调"养德"的重要性，"养生之道，重在养神；养神之要，重在养德"，"性既自善，百病不生"，认为良好的品德有助于身心健康，胜于一切灵丹妙药。阮教授认为，宽容待人是人生的一种美德，也是处理和改善人际关系的润滑剂。宽容就是以仁爱之心待人，不仅能使人心宽体泰、气血调和，而且对于群体的结合、社会的和谐也是很有意义的。

《黄帝内经》曰："恬淡虚无，真气从之，精神内守，病安从来"，阮教授平素性格恬淡随和，很少大喜大悲。他指出，养生首先要从养神做起，最重要的养神方法是"恬淡虚无"，慎五志过急，因五志过急最耗人体正气。正如朱丹溪云："气血冲和，百病不生，一有怫郁，诸病生焉。"恬淡是最重要的修心方法，是防病的第一要旨。此外，医家常言"怒伤肝，喜伤心，思伤脾，忧伤肺，恐伤肾"，其含义就是，情志太过与不及都可导致气血运行失常、脏腑功能失于平衡。只有心态平和，才不会伤及五脏，这是养生的一种重要方法。

阮教授认为"随遇而安"也是长寿的重要因素。他所理解的"随遇而安"并非消极地"得过且过"，而是无论环境发生怎样的变化，都不怨天尤人、自暴自弃，仍应尽力做好能做的事，把握住每一个机遇，并随着变化调整步调。阮教授早年自北京大学医学院毕业后，先在西医院从事内科临床工作 10 余年，1955 年天津成立中医院时奉调协助建院，成为当时的业务骨干。他说，既然来到中医院，就要学习中医理论，这样才能更好地为患者解除病痛。于是他拜赵寄凡、陆观虎二位院长为师，并参加了"西学中"班系统学习中医，后又相继跟随当时天津市几位中医名家学习，丰富了自己的中医理论和临证实践能力，使自己的中医水平有了很大的进步。回首往事，阮教授不禁感叹："人在世上会遇到很多意想不到的事情，免不了心里不痛快，但我比较善于自我排解，很快就会忘记。不计较得与失，无论遇到什么不平的事，我都不去多想。我的性格就是严以律己、宽以待人。"他是这样说的，也是这样做的。

4. 重视儿童身体特点

中医学认为小儿脏腑娇嫩，抵抗力较弱，容易受到诸如细菌和病毒等"邪气"的侵袭，以呼吸系统和消化系统疾病为主，如上呼吸道感染、扁桃体发炎、泄泻、便秘等，这些疾病如果治疗不及时、不彻底，会引发更为严重的疾病，甚至发展为慢性疾病造成终身疾患，不可不慎。"正气存内，邪不可干""邪之所凑，其气必虚"，阮教授认为，应鼓励儿童多去户外活动，锻炼身体，增强自身的"正气"，避免"病邪"

的入侵。如果孩子罹患呼吸道感染，必须给予及时有效的治疗，并建议托幼机构和小学定期为孩子们做健康体检。同时，儿童要注意合理膳食，每日蛋白质的摄入量不少于1.5克/千克体重，营养要搭配均衡，才能满足身体生长的需要。

5. 重视老年人身体特点

人到了五十岁左右，脏腑功能衰退，内分泌易于紊乱，较易患各种疾病。《黄帝内经》曰："女子……七七任脉虚，太冲脉衰少，天癸竭，地道不通，故形坏而无子也；丈夫……七八肝气衰，筋不能动，天癸竭，精少，肾脏衰，形体皆极；八八则齿发去……天癸尽矣。"这说明，衰老是以肾为中心的脾、肝、心、肺等五脏的自然衰变。老化速度的快与慢、衰老出现的早与迟、寿命的长与短，均与以肾为主的五脏密切相关。

老年是养生的重要时期，大家应该注意身心健康，保持思想上的安定、清静，稳定心理变化，减少情绪波动，保持乐观，性格开朗，心胸豁达，不患得患失，不爱慕虚荣。调整自己的生活，养成有规律的起居、工作习惯，适当参加体育和娱乐活动，如经常散步、游泳、打太极拳、唱歌、跳集体舞等，既可以锻炼身体，又可以陶冶情操。但是运动要适量，时间不要过长，以免内伤脏腑、外劳肢节。饮食上要注意营养充分而适当，补充富含维生素的食品，有病及时就医，平稳地度过老年期。

二、既病防变

1. 食疗重于药疗

阮教授认为，按我国多民族的特征，应制定合理膳食营养配比。所以，提倡饮食卫生是我国目前保障人民健康、延长寿命的重要环节，此乃提高我国国民素质以立于世界强国之林的大计。保健不可仅注意其标而忽略其本，只知防其病变之标而忽略防治之本，徒劳无功。缺血性中风和缺血性心脏病等动脉硬化所致疾病殃及全人类，不但发病率高，且逐渐年轻化。目前，国内外多注重血脂异常、血小板聚集及纤维蛋白原增多等的治疗，常用药物不外乎抗凝、抗血小板、扩张血管药、钙离子拮抗剂等，尤其近年来多采用静脉注射措施。那种不区分患者是高凝状态、高脂血症，还是高浓稠血症，均给予静脉注射治疗的方法是不可取的。人之所以患中风、心肌梗死及其他动脉闭塞疾患，其根本是血管的退行性改变。人体组织退化乃自然规律，但我们完全可以延缓这种进程，即增强机体抵抗力、调动身体内在抗病因素、延缓动脉老化，则血脂异常等外在致病因素完全可以抵御。俗称"物必先腐而后虫生"，中医谓曰"正气存内，邪不可干"，这些通俗的道理不容忽视。

人体衰老与动脉硬化有着密不可分的关系。民以食为天，何不以此施泽于民？合理饮食，减少疾病，健康长寿。一些饮食疗法，可以推迟动脉硬化，还可以大大减少中风、冠心病等疾病的发生，且可降低胆结石、脂肪肝等病的发病率。讲求饮食制作方法，营养调配合宜，重视饮食卫生。阮教授倡导吃低脂、低胆固醇、低精、清淡食物，多吃蔬菜、豆制品、水果，少吃动物脂肪及辛辣食物，戒烟、限酒；勿暴饮暴食，尤其是晚餐勿食过饱。

2. 强调早期治疗

阮教授非常重视《黄帝内经》中关于"治未病"的养生原则。《黄帝内经》云："是故圣人不治已病治未病，不治已乱治未乱，此之谓也。夫病已成而后药之，乱已成而后治之，譬犹渴而穿井，斗而铸锥，不亦晚乎。"据此，阮教授提出了自己独到的养生见解，他将"上工治未病"作为自己的养生指导思想，主张"有病早治，无病早防"，"正气存内，邪不可干"，指出"预防疾病，养重于治"。他认为，人的一生可分为五个阶段，即儿童期、青年期、壮年期、老年前期和老年期，其中最为关键的时期便是儿童期和老年前期。在儿童期，阮教授认为儿童的免疫力比较低，易致病邪的侵袭，而儿童期各脏腑器官尚属稚嫩，病邪易影响其正常发育，为以后留下祸根，所以如何提高儿童的抵抗力及免疫力才是重中之重。为此，要注意合理膳食，营养均衡，多锻炼身体，科学注射疫苗以增强正气，抵御外邪。进一步来说，阮教授还认为养生要从孕胎开始，这样才能真正做到养生有始有终，从而不生病或少生病，达到养生祛病的目的。老年前期一般在45岁左右，是阮教授认为的人体健康与否的转折点。此时的人体各脏腑功能开始衰退，正气亏虚，精血不足，易招致各种疾病。阮教授认为，此时的人们特别要注意对身体的爱惜与调护，要注重身心健康，调节自己的情绪及生活，规律作息，适当参加体育运动，充分补充营养。

此外，阮教授指出我国人口众多，如不在早期治疗上下功夫，提高健康水平，使人们少生病或不生病，而只是重治轻防，那是舍本求末之法。岂不知，做好预防工作，不但能使病人少受痛苦提高劳动效率，也是解决各种医疗保险问题的根本措施。

3. 坚持长期治疗

临床上一些疾病，如慢性心血管疾病以及部分老年疾病，病程长、迁延难愈，非一时治疗即可取得疗效，阮教授指出要坚持长期治疗，所谓"去病如抽丝"。他提出，评估治疗是否有效，不应只关注治疗方案，患者的依从性尤为重要。慢性疾病的调理，非一时见效，在长期的治疗中，需要患者的积极配合。

三、瘥后防复

1. 天气变化与心脑血管疾病

阮教授认为，心脑血管疾病仍是当今威胁人类健康的"第一杀手"。心脑血管疾病不再只是老年人的常见病，目前已趋于年轻化。冬季心脑血管病"发病率高、复发率高、致残率高、致死率高"。这是因为冬季天气寒冷，长期患高血压、动脉粥样硬化、脑血栓、脑梗死、冠心病的患者，遇到冷空气刺激时，因生理作用，血管骤然收缩，又由于血管的内壁较厚，管腔狭窄，加之有大量的脂类沉积与硬化斑块，导致血液流通受阻，从而极易诱发心脑血管疾病的发作和复发。对于冠心病患者来讲，由于情绪激动、气候变化，均易使狭窄部位发生痉挛，从而更易诱发心绞痛、心肌梗死，且病情更严重，有时甚至会发生猝死。

有的患者初期症状不是很明显，只是觉得胸闷、胸痛，但是一遇到冷空气刺激或情绪不稳定、饮食不当时，就会加重病情。随着年龄增长，调节机能明显减退，故在气温突然变化时，老年心血管疾病患者会大幅增多。清晨起床6小时内，是心脑血管意外的高发期，因为这个阶段，血液黏稠度都偏高，神经内分泌系统和平时不一样，表现为心率比较慢，血压升高。

2. 生活方式对常见病的影响

阮教授根据多年的临床实践与自身养生经验认为，45岁是人体健康的转折点，由此人体的脏腑功能开始衰退，内分泌紊乱，较易罹患各种疾病。他提出，人要想健康长寿，关键在于从中年期开始进行疾病预防和健康因素的积累，等到进入老年期时，脏器功能日渐衰退，再保健为时已晚。"高质量"的长寿，一定要以树立正确的健康理念、积累防病治病的知识为基础。大家应该注意身心健康，养成规律的起居、工作习惯，注意均衡营养，补充富含维生素的食品。到中年后，应控制饮食及体重，勿暴饮暴食，尤其晚餐不宜有饱腹感。配合适当运动，促进血液循环，避免过劳及情绪激动，这样才能既健康又长寿。

第二节

正气存内，邪不可干——保护动脉内膜扶助正气

心血管疾病的发病原因是动脉粥样硬化，阮教授认为只有改善了动脉粥样硬化，才能控制这一类疾病的发病率及病死率。动脉粥样硬化发生的病因和发病机制是多方面的，其中脂质代谢异常、血流动力学的改变和动脉壁本身的变化是主要因素。几十年来，国内外对血脂增高及其代谢异常、血流动力学研究得非常深入、系统，还发明了不少降脂类药物；中老年人也非常重视控制脂质的摄入，采用定期输液等方法。但这些并未遏制本病的发生发展，其发病率及病死率反而还在逐年上升。脂质代谢异常虽能使动脉形成粥样硬化斑块造成狭窄，但是从现在的发病情况来说，它并非动脉粥样硬化的元凶。阮教授认为动脉粥样硬化的发生起始于血管内皮细胞衰老所伴随的功能障碍，内皮功能障碍触发动脉粥样硬化的发生发展。因此，他提出以中医理论为基础的"益肾健脾、软坚散结法"治疗本病。"益肾健脾"以提高人体正气，提高血管内皮细胞的抵抗力，抵御或减轻血脂侵入；"软坚散结"使已有病理损害乃至病变的血管得以康复，使早期血管内膜的病理变化发生逆转。

一、危害动脉内膜的因素

动脉内膜损伤通常与以下因素有关。

1. 与年龄相关　老年人组织器官新陈代谢能力减退、修复损伤的能力减退，动脉内膜易受损伤，故动脉粥样硬化多见于老年人。

2. 与高血压病相关　高血压未能得到有效控制，动脉内膜长期受血流的高压冲击，易受损伤。因此高血压病患者常合并动脉粥样硬化，而动脉粥样硬化又使血管弹性降低，反过来又加重了高血压，二者互为因果。

3. 与糖尿病相关　糖尿病的许多慢性并发症大多源于血管的损伤。一方面糖尿病会引起脂肪代谢紊乱，促成动脉粥样硬化；另一方面，糖尿病患者体内过多的糖蛋白沉积于血管壁上，会直接引起血管内膜的损伤。

4. 与吸烟相关　吸烟首先会引起血管内皮依赖性、血管舒张反应的受损，而这种内皮细胞的功能障碍是动脉粥样硬化的前奏。

5. 与高脂血症相关　高脂血症是导致动脉粥样硬化的重要因素，过多的脂质沉积于动脉内膜，内膜纤维结缔组织增生，局限性增厚，形成粥样斑块。斑块增多或增大使管壁硬化，管腔狭窄或闭塞，造成供血部位缺血性损害。

当动脉内膜表面的内皮细胞出现功能和（或）形态的变化时，对血液中脂蛋白的通透性增加，使血浆中的脂质沉积于内皮下，进而使血管内膜发生一系列病理变化，血管内膜变厚并硬化，血管腔出现狭窄。至于血栓的形成，也是先有血管内皮细胞的损伤。正常血管内皮细胞具有抑制血小板聚集及促使纤维蛋白溶解的作用。如内皮细胞有损伤时，会发生多种促凝作用，使血液在血管内凝集而促使血栓形成。血栓又刺激受损的内皮组织，使其过度增生，将血栓包围，使血管腔发生阻塞。病理进一步提示，动脉狭窄多发生在血管涡旋及分岔处，这些部位血管内膜易受损伤。相对来说本病多发生在中老年人，因中老年人血管内皮细胞经多年血流的冲刷及随年龄增长而老化，中层弹性纤维逐渐变得僵直、脆弱，甚至发生断裂，使动脉弹性减弱，血管中的胶原蛋白绝对值增加，以及胶原蛋白纤维相互交联而形成越来越大的纤维束，使血管腔变窄而阻碍血流。以上皆说明血脂侵犯血管必先有内膜损伤，然后才能受血脂侵犯，如能设法保护动脉内膜的功能结构，使其不受或少受损伤，或可成为防治动脉粥样硬化而减少冠心病发生与发展的新途径。因此，阮士怡教授提出保护血管内膜的完整性，以抵御异常紊乱的血脂侵犯，或可对治疗本病起到一定的效果。

二、动脉硬化及斑块形成的病理机制

动脉粥样硬化是一种以动脉炎症性、增生性和退行性为特征的血管病变，主要累及大、中动脉。平素嗜食肥甘，困阻脾胃，或脾肾渐衰，无以运化水谷津液，致水湿不化，聚而为痰，壅阻脉络，日久碍血酿毒，成积成痈。痰浊随气升降，是有形积聚形成的基础。脂质浸润学说认为，低密度脂蛋白胆固醇（LDL-C）通过薄弱受损的内皮沉积于内膜下，被氧化修饰，继而启动后续的炎性细胞募集，巨噬细胞增殖泡沫化、脂质坏死、纤维降解等促发斑块破裂的病理过程，也是由痰致瘀生毒的具体体现。痰浊积聚是动脉粥样硬化的主要病理变化，既是病变形成早期的重要病机，也是导致斑块易损的关键环节。

阮士怡教授认为，动脉粥样硬化及斑块的形成是痰浊、瘀血等病理产物蓄积于血管造成的脉络失畅之征，主要涉及脾和肾。

脾为后天之本、气血生化之源，支撑人体生命能量的主要来源是脾胃受纳运化的水谷精微之气。若脾失健运，则水谷积聚为痰湿水饮，痰湿阻滞经脉，血液运行滞涩，或痰浊留聚血脉致血液污秽而为瘀血，痰瘀互结，使心之脉络不通，导致或进一步加重动脉粥样硬化。因此，脾虚痰浊是动脉粥样硬化之基础。

肾为先天之本，生命之源，肾气不足则易变生诸病。一方面，动脉粥样硬化本质，是人体随增龄而发生的一种不可避免的动脉血管壁退行性病理变化，好发于中老年人，说明动脉粥样硬化与衰老有着密切的关系，而人之衰老取决于肾气的盛衰；另一方面，肾藏精，主生长发育、生殖与脏腑气化，肾虚是心脾亏虚、痰瘀内生的根本原因。因此，肾虚为本，痰瘀同病加重动脉粥样硬化。

动脉粥样硬化与脾肾亏虚密切相关，脾肾不足则精不化气，气不化精，化源不足，导致脏腑功能紊乱而产生血瘀、痰浊等致病因素，导致动脉粥样硬化的发生。因此，脾肾亏虚、痰浊互结是动脉硬化及斑块形成的重要原因。

三、心血管疾病的治法

《素问·金匮真言论》云："夫精者，身之本也。"《素问·上古天真论》亦云："肾者主水，受五脏六腑之精而藏之。"肾精化生肾气，肾气盛衰与人体生长发育以及衰老有密切关系，肾与脑亦有关联，可以说各种系统的生长、发育、衰老都与肾气有关，所以肾为先天之本。脾为后天之本，与肾相互为用，两者的关系不可分割，故阮教授以"益肾健脾法"提高人体的正气，进而发挥对血管内皮细胞的保护作用，达到抗损伤的目的。

阮教授在治疗心血管疾病时提倡"治心不拘于心"，"治病求本"，基于中医整体观提出"心－脾－肾三脏一体观"，并指出治疗动脉粥样硬化的关键在于对人体"心－脾－肾"生理病理轴的合理协调。针对动脉粥样硬化的根本病机"脾肾亏虚，痰瘀互结"，阮教授提出"益肾健脾、软坚散结法"治疗动脉粥样硬化，强调顾护人体正气的重要性。肾藏精，脾统血，二者是人体生命效率的主宰，把防治动脉粥样硬化重点放在肾和脾上，顾护内皮细胞，保持其生命效率，是防治动脉粥样硬化疾病的根本策略。

正如《景岳全书·脾胃》云："人之始生，本乎精血之源，人之既生，由乎水谷之养，非精血无以立形体之基，非水谷无以成形体之壮"。益肾健脾是治疗心血管疾病的大法，是从扶正的角度保护血管内皮细胞不受或少受痰浊脂毒侵入。脾肾功能正常，五脏六腑得以充养，正气充沛，机体抗损伤能力强，则痰浊、血瘀等病理产物难以化成，进而延缓动脉粥样硬化，防止心血管疾病的发生。

第三节

治病必求于本——本于"心－脾－肾三脏一体观"

清代周学海有言："治病必求于本，所谓本者，有万病之公本，有各病之专本"（《读医随笔·评释类》）。阮教授认为，辨治疾病需要抓住主要矛盾，辨病与辨证相结合，而疾病的不同阶段，其"本"各异。

《素问·至真要大论》曰："必伏其所主，而先其所因"，《千金要方·征四失论》云："夫欲理病，先察其源"，明代张景岳所论"起病之因，便是病本"亦是此理。阮教授在临证时不仅悉查患者症状，还重视询问疾病发生的原因，强调"辨证求因，审因论治"，去除致病因素对疾病的预后至关重要。他认为现代自然环境、社会环境与以往大有不同，声污染、光污染、雾霾、转基因食品、保健食品、工作压力、快节奏生活等均可以成为新的致病因素。临床上许多患者除主症外无其他不适表现，也有患者临床表现繁多而无章，辨证论治解决主要矛盾后却难以奏效或反复发作，根本在于病因未祛，源头殃害。因而阮教授诊病过程中注重询问并发现起病之因以求消除病因，而非仅针对疾病本身施治。

病机反映了疾病邪正斗争的病理变化本质，治病求本的首要是探求病机，正如刘完素所言："察病机之要理，施品味之性用，然后明病之本焉"(《素问·病机气宜保命集·病机论第七》)。阮教授在临证辨治时，善于抓住疾病的病机，辨治心系疾病不拘于心，而是着眼于整体。他认为防治心系疾病需要兼顾五脏的调护，尤其重视脾、肾二脏。支撑人体生命能量的主要来源是脾胃受纳运化的水谷精微之气，脾胃为全身气血生化之源，周身气血旺盛有赖于脾胃功能的正常，正如《名医杂著》中提道："若人体脾胃充实，营血健壮，经隧流行而邪自无所客。"五脏之中，肾为先天之本，"主水，受五脏六腑之精而藏之"，肾精肾气的盛衰不仅关系到人体生长发育的正常与否，更关系到五脏六腑的滋养或虚衰。

"本于本脏"则是指本于本脏腑的生理功能。通过脏腑生理功能失常所表现的证候确定病位、辨清虚实，是处方用药的重要依据，即"脏腑各有所主……业医不知脏腑，则病原莫辨，用药无方"(《血证论》)。阮教授在临证过程中发现，脏腑生理功能各异，其病理所表现的寒热虚实各有偏重，但见一证便知病位脏腑所在。然而，人体是以五脏为中心的有机整体，各脏腑之间联系络属，而相互之间又有缓急轻重之分，因此首先需明确病位所在。其次，脏腑各有喜恶，如肝喜条达恶抑郁，脾喜燥恶湿，肺喜润恶燥，在辨清脏腑病位所在时，还要注重顺应各脏腑生理的喜恶。

一、本于病因——"益气养阴法"治疗冠心病

调整心之气血是防治冠心病的重要途径，"益气养阴法"是治疗冠心病的可行方法。益气可调整机体的气血，促进血液的运行，疏通痹阻血脉，通则不痛；养阴则可以扶正、生津，津液得复，改善心脉失养，荣则不痛。在此理论基础上，通脉养心丸的前身"651 丸"问世了。"651 丸"组成为：桂枝 60g，党参 180g，麦冬 180g，五

味子 180g，生地黄 300g，阿胶 180g，龟板 300g，炙甘草 180g，红枣 120g，鸡血藤 300g。本方由炙甘草汤去麻仁、生姜，加龟板、五味子、鸡血藤等衍化而来。方中炙甘草、党参补益气血，桂枝、鸡血藤通阳活络，生地黄、麦冬、五味子、阿胶、龟板养阴补血。全方行益气养阴、通阳化瘀之功，适用于气阴两虚型冠心病。

　　临床观察发现，本药对心绞痛症状有缓解作用。在 350 例患者中，显效 130 例（占 37.1%），改善 196 例（占 56%），总有效率 93.1%，无效 24 例（占 6.9%）。治疗前后有心电图检查对照者 193 例，治疗前均为不正常心电图，治疗后显效者 33 例（占 17%），改善 58 例（占 30%），总有效率 47%。因此，该方治疗冠心病是有效的。经过多年来临床应用发现，服本药后效果最早出现在第 4 周，坚持继续服用效果则越来越明显，提示本药不具备速效作用。本药主要是通过益气养阴，调节整体以增强机体正常的生理功能，所以治疗后不仅对心绞痛症状有缓解，还可以改善全身症状。

二、本于病机——"益肾健脾、软坚散结法"防治动脉粥样硬化

1. 对动脉粥样硬化性疾病病机的认识

　　阮教授在多年的临证过程中发现，许多动脉粥样硬化性疾病（AS）患者都具有典型的"肾精亏虚"表现，如腰酸、膝软、不寐、健忘、耳鸣、反应迟钝、双下肢乏力等，经用益肾健脾药治疗后，临床症状及某些指标如肺功能、免疫功能等均有所好转。所谓"正气存内，邪不可干"，肾为先天之本、性命之根，肾精足则五脏坚，"虽有大风苛毒，弗之能害"。据此，阮教授提出"肾精亏耗"是动脉粥样硬化发病之根本所在，气滞、血瘀、痰浊是其病理因素。这些病理因素的产生与肝脾相关，肝主疏泄，脾主运化，肝脾功能正常，在调畅气机，祛除血瘀、痰浊等病理产物的过程中至关重要。基于以上理论，阮教授认为动脉粥样硬化的发病与肝脾肾三脏有关，尤其是脾肾两脏的亏损。肾气不能蒸腾，而致心阳虚，鼓动无力；脾阳虚衰，无法上输精微以营养血脉，可使血行滞涩，内结血瘀，且脾虚生痰，痰瘀互结，"积"于脉壁，则痹阻心脉。在治疗动脉粥样硬化的过程中，应该重视肝脾肾等脏腑的功能，以达到临床防治的目的。

2. "益肾健脾、软坚散结法"防治动脉粥样硬化

《素问·至真要大论》云："坚者削之""结者散之"，据此，阮教授创立"益肾健脾、软坚散结法"，并基于此法研制补肾软脉复方，针对动脉粥样硬化的根本病机"脾肾亏虚，痰瘀互结"，治疗动脉粥样硬化，益肾健脾以治本，软坚散结以治标。益肾健脾是治疗心血管疾病的大法，从扶正的角度保护血管内皮细胞不受或少受痰浊脂毒侵入。脾肾功能正常，则五脏六腑得以充养，正气充沛；机体抗损伤能力增强，则痰浊、血瘀等病理产物难以化成，进而推迟动脉粥样硬化，预防心血管疾病的发生。多年临床实践及实验研究证实，该治法对动脉粥样硬化疾病（包括冠心病、心衰、心律失常等）疗效甚佳。实验研究表明，益肾健脾、软坚散结法可以降低实验性高脂血症动物模型胆固醇水平，能够抑制血小板聚集、消减实验性动物模型主动脉脂质斑块，促进大、中动脉平滑肌细胞增殖，提高细胞代谢，降低过氧化脂质沉积。

3. "益肾健脾、软坚散结法"的研究应用

（1）"益肾健脾、软坚散结法"防治冠心病

阮教授创"益肾健脾、软坚散结法"治疗胸痹，并通过多年临床实践及实验研究证实该治法对胸痹疗效甚佳。在临床上针对冠心病的不同证型，分别采用降脂软脉灵Ⅰ、Ⅱ、Ⅲ、Ⅳ号，单独服用或两种药物合用，在服药期间停服其他治疗冠心病药物。以服药2个月为一疗程，分别观察患者治疗前后的临床证候改善情况、血压变化情况、心电图改善情况等。发现265例冠心病患者中，总有效率为96.61%，有心电图前后对照者124例，改善63例，心电图总有效率为50.80%，191例心绞痛有效率为96%，高血压前后对照者92例，平均收缩压下降28.72mmHg，平均舒张压下降14.08mmHg，总有效率为92.40%。根据当时国内有关中医药治疗冠心病的报道，对比发现，降脂软脉灵的疗效已达国内先进水平。"益肾健脾、软坚散结法"防治冠心病经临床验证，具有显著改善动脉粥样硬化的作用。

选用家兔体重2000～2500g，月龄3～4个月，随机分为3组，即空白对照组（8只）、高脂组（10只）及降脂软脉灵组（12只）。其中空白对照组给予普通饲料喂养，高脂组和降脂软脉灵组给予高脂饲料，降脂软脉灵组饲料中添加"降脂软脉灵"药粉。8周后全部处死，测量主动脉内膜面形成的粥样硬化斑块面积和厚度。结果：降脂软脉灵组与高脂组相比，无论是主动脉斑块厚度，还是斑块面积绝对值或斑块

面积占主动脉总面积的百分数，都明显降低。提示"降脂软脉灵"方药对实验性动脉硬化斑块有预防和治疗作用。通过镜下进一步观察发现，高脂对照组主动脉内皮细胞增生肿胀，部分坏死脱落，有少许新生内皮细胞修复，泡沫细胞出现并浸润平滑肌细胞，纤维细胞及胶原、弹力纤维不断增生，致使层次紊乱及动脉壁增厚，并可见弹力纤维断裂及排列紊乱。而"降脂软脉灵"方药组的病变程度均有所减轻，表明其对干预动脉粥样硬化具有肯定作用。

（2）"益肾健脾、涤痰强心法"治疗慢性充血性心力衰竭

阮教授在总结前人经验的基础上结合自己临证实践，认为慢性充血性心力衰竭的发病主要以心脉虚损为主，并随着疾病的发展造成肝、脾、肺、肾的虚损和血脉的瘀阻。中医认为"心为五脏六腑之大主"，脏腑功能的正常发挥均是在心的主导和推动下实现的，若心脉受阻，脏腑功能失调，引起水液代谢障碍，易致痰浊、水饮、瘀血等病理产物形成，进一步损伤心脉。其中，痰浊阻络是一个重要的病理环节，为此，阮教授提出了"软坚涤痰强心"的法则，以生脉散为基础方，研制出"新生脉散片"治疗慢性充血性心力衰竭。

临床研究显示，与地高辛相比，新生脉散片可以明显改善临床症状和体征，总有效率达96.9%，在改善心脏收缩功能、减慢心率、降低心肌耗氧方面具有重要的意义，而且可以避免产生由于用量问题导致的洋地黄中毒类事件的发生，临床用药具有更好的安全性。动物实验也表明，新生脉散片能够增强家兔心脏的收缩和舒张能力，并显著减慢心率，改善心脏前后负荷，降低心肌耗氧量，在保护心脏方面具有积极的治疗作用。

（3）"益肾健脾、涤痰复脉法"治疗心律失常

阮教授认为心律失常的主要病理机制为正气虚弱，外邪舍心。在长期的临床实践中，阮教授发现，心律失常多见于中老年人，人到中年，处于"三阳脉衰于上""阴气自半"的生理阶段，易致脾肾不足，脾虚健运失职，肾虚气化不利，引起痰浊、水饮等病理产物的形成，凌心伤脉，损伤心络，发为本病。中医证属脾肾亏虚，痰浊内停。因此，阮教授以"益肾健脾"为主，加入"涤痰复脉"治标之药，标本同治，治疗心律失常。经临床观察及动物实验研究发现，益肾健脾、涤痰复脉方药尤适于心律缓慢型及室性早搏之类的心律失常，不仅能够改善患者的心律，还可以调整患者的整体状态。

三、本于本病——"益肾健脾、育心保脉法"预防心系疾病

1. 育心保脉的内涵

《玉篇》云："育，生也。"其本义为"生养""生育"。《说文解字》云："育，养子使作善也"，意为"养活""养育""抚育"等，"育"有时与"养"义同，到后来"育""养"的含义就有区别了。再后来又引申出"培养""教育"之义。这里所谓育心，兼具"养心"与"使心生发、生长"的意思，既滋养心之气血，又助心之生发生长，以延缓心之衰老。"保"字在现代汉语中常被用作"保护""担保""保证"等义。再引申就有了"保养"之义。《尚书·康诰》里有"保赤子"的话，意思就是"保养好出生的婴儿"。后来从"保养"又引申出"抚养""保姆"等义。这里所说的"保"，就是保护、抚育的意思，既保护脉道又激发血管新生。

进入 21 世纪，阮教授便发现就诊人群不再是典型的冠心病患者，且患者人群年轻化，从老年转向中年。因此，阮教授认为，对于冠心病应以防为主，以治为辅，提出"益肾健脾、育心保脉法"以延缓血管老化，预防冠心病的发生发展。育心保脉法旨在扶助心之正气，助心生发生长，并保护脉道不受侵袭，减缓动脉粥样硬化的发生发展，达到"治未病"的目的。

近代医家张锡纯《医学衷中参西录》中云："心者，血脉循环之枢机也"。心主一身之血脉，由心而出的血液在心气的推动和调节下运行于脉中，将营养物质输布至全身各脏腑组织，并将营养代谢后的废物带走，同时血脉和利则心藏神功能安和。因此，在血—脉—心—神共同维系下达到大小微循环的血管稳态。血管稳态是指血管功能或结构处于平衡状态，血管自稳态平衡是机体生命活动的重要基础。血管失稳态后导致血管重构，血管重构是血管针对长期血流动力学变化的适应性过程，也是许多血管及循环疾病的重要病理生理环节。

血管失稳态发生后，机体内源性保护机制可通过调节血管、发生适应性改变与修复，恢复血管功能与结构的稳态，即生理性重构，失稳态后的病理性重构不仅导致心血管系统疾病，也与代谢、神经、运动等多个系统疾病的发生发展密切相关。血管失稳态后在血液损伤方面会出现血糖、血脂、血液黏稠度、血流动力学等的改变；在脉道损伤方面会导致血管炎症，动脉血管张力及舒缩功能异常，动脉内膜下炎症细胞浸

润及脂质沉积，内皮细胞的形态与功能异常，平滑肌细胞的增殖与凋亡等病理改变。

育心保脉的物质基础是心主血脉。《素问·痹论》中云："心主身之血脉"，故言心为血脉之主，心气充盛，则血和脉充，仓廪实，府库充，诸脏腑皆受其养。心脏和脉管作为功能物质场所及载体，血液及生物活性物质发挥营养和调控作用，心脉、心血互为体用，心之体为脉，心之用为血，二者是"心主血脉"行使正常功能的决定因素。育心保脉的功能基础是心藏脉、脉舍神。通过经脉的连属而联络脏腑百骸，传达神气以主持意识思维情感活动，而血脉亦充养心神，以维持神气的健运，通过经脉和血络的联系共同完成心藏神和心主血脉的功能。形神合一是人体生命存在的基础，形神之间，神有支配和主宰形体的作用，而血与脉是心主神的物质基础。

2. "益肾健脾、育心保脉法"是"益肾健脾、软坚散结法"的发展

阮教授认为冠心病及内科很多疾病与脾肾关系密切。脾肾两脏为先后天之本，是冠心病发病过程中涉及的主要脏器，脾肾不足则精不能化气，气不能化精，化源不足，脏腑功能紊乱是产生血瘀、痰结的致病因素，虽然病位在心，但究其具体解剖形态，实为脉道之中有明显的"结"产生，"结"直接影响了脉道的畅通，因此在心发为"不通则痛"。故阮教授根据《素问·至真要大论》中"坚者削之""结者散之"等理论，并在中医"上工治未病""治病必求于本""正气存内，邪不可干"等理论指导下，遵从经旨，主要以此三条为理论指导，形成"心—脾—肾"三脏一体观，指导动脉粥样硬化疾病的治疗。他首次提出"益肾健脾、涤痰软坚散结"防治动脉硬化大法，防与治相结合，标本兼治。动脉粥样硬化的发展是一个动态过程，机体在不同证候阶段呈现不同特点，随着疾病谱的改变，心系疾病从各种危急重症转为非阻塞性冠心病，其治疗理念也从"强心—养心—育心"发生转变。

阮教授在"心—脾—肾三脏一体观"防治动脉粥样硬化理论的基础上，提出冠心病形成前期，注重于冠心病的易损因素，提升了治未病的地位，将疾病的治疗窗提前。在此基础上进一步提出了"育心保脉"理论。

冠心病的根本问题是冠状动脉粥样硬化狭窄，其始动环节是内皮功能受损，最终出现动脉粥样硬化斑块的病理改变。阮教授认为要从根本上治疗，要提高内皮的抵抗力，保护血管，才能减少血栓形成的风险。育心保脉法旨在通过扶助人体正气，助其生发生长，以达到"正气存内，邪不可干"的目的，主要适用于冠心病早期。这

一阶段的胸痹患者往往表现为间断性胸闷、憋气及轻微的胸背疼痛，而无典型的心痛彻背、背痛彻心的症状，属胸痹轻证。软坚散结法注重防治结合，育心保脉法则是以防为主、以治为辅。《灵枢》中"心者，五脏六腑之大主"，强调心之体对于全身调节的重要性，从而将治疗重点放在"强心"，采用温补心阳兼益气类方药，强心之体则达到五脏六腑之主安；在冠心病急性发作期过后，心之气血亏虚，《素问·脉要精微论》之"夫脉者，血之府也"，脉道空虚，则致脉之渗透灌注、贯通营卫、津血互渗之用病变，采用"养心和脉"方药，使心之血脉和利；慢性心系疾病—非阻塞性冠心病成为加速原有冠心病的关键因素，不良行为和心理因素影响着非阻塞性冠心病的发展，五脏神从属于心神，脑之元神统帅五脏诸神；脑神与心神的关系为脑神统帅心神而共同协调诸脏器，在心脑的控制调节下，维持着人体心理活动的整体性。五脏之神整体协调作用是脑心之神为常的先决条件，心脑神与五脏之神在生理上互为寄托，在病理上互为结果。在"形神合一"的整体观念下，心系疾病强调"神明之心"与"君主之心"的协同调治，采用"育心"即"脑心同治，调心安神"，使"心之和，脉之畅，神之安"。阮教授结合现代医学，运用"育心保脉"理论，习惯使用炙黄芪、淫羊藿、枸杞子、刺五加、沙苑子等中药，其药理研究可以抗心肌疲劳、调节免疫、改善心脑微循环作用，体现了理论与临床的切实结合。

3. 育心保脉以预防易损因素

（1）调气和血、养心安神调治易损患者

调气安神这一治法在脏腑中主要体现于脑和心，因此可以将此治法概括为脑心同治。AS 发展后期，处于血管病理性重构过程，此过程中如果调治不当疾病会继续向前发展。同时，由于 AS 的长期演变，会给患者精神方面带来影响。所以应该重视神的作用，同时兼顾心之血脉。研究显示冠心病患者普遍存在情绪障碍性疾病，如焦虑、抑郁等，冠心病患者抑郁的发病率可达 50% 以上，其中重度抑郁可达 20%。进一步研究发现冠状动脉硬化是抑郁的危险因素之一。动脉粥样硬化可以使部分血管性疾病患者具有抑郁易感性。抑郁在冠心病发生发展中的作用日益受到重视，同时抑郁可导致冠心病的发生及病死率上升，二者之间存在着密切联系，但具体机制仍不明确。"络损"神伤，为中医认识二者之间的关系提供了切入点，也为临床治疗提供了新思路。

（2）稳斑通络、活血化瘀调治易损斑块

血管失稳态中期存在气滞或气虚阻络，络失濡养，络脉绌急，络道干涸。溢于络外之血不去，脏器失养，瘀于络中之恶血不去，新血不生，治当用活血化瘀之品去瘀生新，同时不忘濡脉、养脉。以血脉同治为原则，稳定动脉粥样硬化斑块，改善血管重构维持血管结构，改善血栓前状态。总之，可以通过保护血管内皮细胞、稳定易损斑块来达到调治易损斑块的作用。

（3）化浊解毒、和血畅脉调治易损血液

易损血液成为发生冠心病易损斑块的异常血液状态，最后导致斑块破裂，从而导致冠心病从稳定状态向急性冠脉综合征的发展。易损血液从血液指标而言是脂质代谢的异常，与中医"浊毒"之邪相似，因此，可以调节脂质代谢过程来改善易损血液状态而防治冠心病。浊毒导致脏腑功能紊乱、气血运行失常、机体代谢产物化生病理产物，应予浊毒以通路，中医当以化浊解毒、和血畅脉之法调治易损血液。

（4）益肾健脾、调气养血调治易损心肌

易损心肌是指冠心病患者心肌结构改变，多伴随心脏电生理异常。心肌本身的异常会影响心脏收缩力、心功能。在治疗上，我们应该着重于维系心脏结构与功能，必须依赖气血的充盈、流畅和平衡才能发挥正常的生理功能。致病因子侵犯心肌，势必首先影响气血，循行受阻，造成心之体失养，就会导致心功能低下，进而出现功能失调并引发病变。"心"是生命活动的本体，重视血管失稳态后对心脏的损伤，心功能的正常化必须在脾和肾的协调下完成。因此，正如阮教授根据《素问遗篇·刺法论》之"正气存内，邪不可干"提出的"心—脾—肾三脏一体观"调治。

总之，以奇恒之腑"脉"为桥梁，心为五脏六腑之大主，心主血脉，脉为血之府，在神的统领下，通过血脉与五脏六腑的相互维系形成"育心保脉"理论的关键。治疗观从"强心"到"育心"的转变，使心脏结构和功能的完善可以对脉有濡养作用，另外加快气血流通，物质—能量—信息交换，使新血不断冲刷病灶，带走沉积在脉中引起血脉结构和功能损伤的痰浊、瘀毒，恢复脉的功能。以五脏神为统领，主管人体生命活动的总体表现不仅是生理活动，亦包括心理活动。换言之，人体五脏的协调、精气血津液的贮藏与输布、情志的变化等都必须依赖神的统帅与调控。冠心病的治疗，从稳定斑块到改善易损状态，从"病"到"人"，从病变局部到整体的理念转变，以"治未病"理论为导向，将"治已病"转变为调治易损患者、易损血液、易损心肌、易损斑块。冠心病的"哥白尼革命时代"，从重视管腔狭窄到易损斑块，从重视易损斑块到易损病人，从关心心脏到关注双心，这些理念的巨变正是阮教授"育心保脉"理论的印证。由于机体内外各种因素的损伤，维系血管稳态的机体代谢应答反应及血管活性物质释放异常，最终导致 AS 的发生。基于中医整体观念提出的"育心保脉"理论，其"心"与"脉"强调的是对"心之体"和"心之用"的维护。在该理论下，结合易损因素的不同致病特点，通过调气和血、养心安神调治易损患者，稳斑通络、活血化瘀调治易损斑块，化浊解毒、和血畅脉调治易损血液，益肾健脾、调气养血调治易损心肌，才能更好地指导冠心病的调治。

四、剖析"心－脾－肾三脏一体观"内涵

"心－脾－肾三脏一体观"是阮教授在研究心血管疾病、老年病等以动脉粥样硬化为病理基础的慢性疾病时提出的治疗理念，认为心、脾、肾三脏在生理上相互关联，病理上交互为病，是动脉粥样硬化性疾病的共同病理基础。

首先，"心－脾－肾"三脏生理上相互关联。心与脾的关系，在经络循行方面，脾通过经脉与心互联，即《灵枢·经脉》曰："脾，足太阴之脉……其支者，复从胃，别上膈，注心中"；五行方面，心属火，脾属土，心为脾之母，生理情况下心阳能温煦脾阳，助脾运化，心与脾合方能助气血生成，正如《灵枢·决气》云："中焦受气取汁，变化而赤，是谓血。"脾可化生营气，而营气"从脾注心中"。心与肾在经络循行方面同属少阴，经络相连。《素问·五脏生成》云："心之合脉也，其荣色也，其主肾也。"心与肾的关系主要表现为以下几个方面：其一，水火相济。在正常情况下，肾水可以上济于心，资助心阴以涵养心阳，使心火不亢；心火可以下移于肾，温煦肾阳以滋肾水，使肾水不寒。其二，精血互化。心主血，肾藏精，精血同源，相互转化。其三，君相安位。心为君火，肾为相火。君火以明，相火以位，君火在上，如明照当空，为一身之主宰；相火在下，系阳气之根，为神明之基础。君火相火，各安其位，则心肾上下交济。脾与肾分属先后天，肾为先天之本，内寄元阴元阳，为五脏阳气发生和阴津滋养的源头，肾阴肾阳充沛，则心阳得以温煦，心阴得以滋养；脾为后天之本，气血生化之源，气机升降的枢纽，四肢百骸生长有赖于脾运化水谷精微，若运化失常，则心失所养；脾之正常运化需肾阳温煦，肾之精气充足亦依赖于水谷精微的不断化生。总之，心受脾肾生化血液之濡养。血为阴，心血有赖于肾阴的滋养；

肾阳为一身阳气之源，心阳本于肾阳，心阳非此不能生，非此不能发，心血之运行，需肾阳的激发。动脉粥样硬化性疾病位虽然在心，但与脾肾密切相关，心脾肾三脏相互资生，互相促进，息息相关。

其次，"心—脾—肾"三脏在动脉粥样硬化病理进程上交织共病。心主血失司，则血行无力；心血化生乏源，则脉道空虚，血脉失养；气虚不足以行血，则血必有瘀，血行不利，血停脉中，则阻塞脉道，阻滞气机，瘀滞日久，可导致心主血的功能失常。脾胃为后天之本，气血化生之源，若饮食失节，寒温不适，则脾失健运，水谷精微无以奉心化赤，心血亏虚，则心失所养。此外，脾虚尚可致津液停滞生痰，水谷精微产生失常，更无以化生肾精。肾阴不足不能上滋心血，则血脉失养、心阴内耗、心脉不通、脉道失养；肾阳不足则不能鼓动五脏之阳，导致心气不足，心阳不振，鼓动无力则脉道不通；肾阳虚则脾胃化生乏力，营血亏少，脉道不充；累及脾阳则生痰浊。

阮教授在治疗心血管疾病时提倡治心不拘于心，治病求本，基于中医整体观，提出"心—脾—肾三脏一体观"，治疗动脉粥样硬化的关键在于对人体"心—脾—肾"生理病理轴的合理协调。气为血之帅，气行则血行，气是人体生命活动的动力，气与血两者相互依存，在脉中周流不息。冠心病之病位在心，其根本病因在于心脾肾等脏腑的气血阴阳失调，故益气养阴以调整气血。肾为先天之本，内藏真阴真阳，在人的生长过程中属重中之重。脾胃主运化水谷精微，化气生血，且肾主骨生髓，变化为血，血注于心，再通过经脉最终流经全身。阮士怡教授认为肾精充足，脾气健运，则正气旺盛，内皮细胞完整，瘀血、痰浊则难以附着脉道，就不易发生动脉粥样硬化，因此主张以"益肾健脾法"贯穿心血管疾病防治的始终。

第二章
验案荟萃——阮士怡教授临证经验

　　阮士怡教授在中西医结合治疗心血管疾病方面有颇丰的建树。他对心血管系统的生理基础及相关疾病的病理机制都有极其精深的研究，并创新性地提出"心－脾－肾三脏一体观"，依据具体疾病特点立法组方。本章围绕心血管疾病，精选了阮教授治疗心血管疾病的部分临证经验和验案。

胸痹心痛病临证经验

一、脾肾为本，"益肾健脾，软坚散结法"延缓动脉粥样硬化进程

冠心病的治疗过程中，单一调脂、抗血小板或改善冠脉血流量往往难以从根本上解决问题。而面对心绞痛发作时加用扩冠药也只是起到临时作用，无法阻止病情进展。基于以上事实，阮士怡教授认为动脉粥样硬化是冠心病等心血管疾病发生发展的根本病理环节，动脉内膜功能和结构的变化导致大量脂质沉积、纤维组织增生等是触发冠心病的关键环节。因而保护动脉内膜本身结构完整性，维持其屏障功能是动脉粥样硬化疾病防治的根本。肾为先天元阴元阳之根本，脾为后天气血化生的根本，若脾肾二脏气血充足，则五脏坚固。阮士怡教授遵循治病必求于本的原则，提出"益肾健脾，软坚散结"大法治疗冠心病，采用"益肾健脾法"提高人体正气，他认为早期血管内膜的病理变化是可以逆转的，应重视保护血管内皮细胞完整性，提高血管内膜抵抗力，使其免受或少受痰浊脂毒侵入，以延缓动脉粥样硬化进程，特别是针对老年慢性疾病。因气血亏虚或脾肾不足所致的痰浊、气滞、血瘀等病理产物胶着积聚在脉道内，郁结日久，痹阻脉道，触发胸痛，坚者削之、结者散之，故在化瘀止痛的同时采用"软坚散结"法以消除痰瘀，使已有病理变化的血管停止病理进展，抑制血管内膜增生，促进病变区侧支循环建立，达到治疗冠心病的目的。据此建立了"益肾健脾，软坚散结法"延缓动脉粥样硬化进程，防治冠心病。

阮教授在临证中尤其重视补肾固本，常用的益肾药物有桑寄生、枸杞子、制首乌、杜仲、淫羊藿等，且在治疗中着重补肾助阳，强心通脉。"天之大宝，只此一丸红日；人之大宝，只此一息真阳"，肾阳为一身阳气之源，心阳本于肾阳，肾阳充足，心阳得肾阳之助，则血脉通利，水饮、膏脂得肾阳之化，痰浊、瘀血自不内生。"心劳病者，补脾以益之，脾王则感于心矣"，明确地提出了"调脾以治心"的法则，阮

教授在临证中亦重视益气健脾，脾胃强则气血自盈，上充心脉，健脾药常用绞股蓝、人参（或党参）、白术、茯苓、甘草等。朱丹溪云："善治痰者，不治痰而先治气，气顺则一身津液亦随气而顺。五脏之病，俱能生痰……故痰之化无不在脾，痰之本无不在肾"，可见，益肾健脾不仅可以提高人体的正气，还可以净化机体的内环境，杜绝生痰之源。

阮教授依据本法研制出具有抗动脉粥样硬化和延缓衰老的"补肾抗衰片"，主要组方为：绞股蓝 15g，炙鳖甲 30g（先煎），丹参 20g，茯苓 15g，川芎 10g，女贞子 20g，枸杞子 10g，补骨脂 10g，海藻 15g，炙甘草 10g。方中绞股蓝味甘苦、性寒，入脾经，能益气健脾化痰，滋先天益后天；茯苓味甘，善入脾经，能健脾补中，助绞股蓝之功；鳖甲味咸，入肾经，滋阴潜阳，合海藻涤痰软坚散结；丹参、川芎活血化瘀；女贞子、枸杞子、补骨脂滋阴补肾温脾，阴阳双补。主方用药精致，少用大辛大热和滋腻之品，药性平和，通畅气机，防痰湿形成。依据冠心病并发症的不同，结合中医辨证，阮教授研制了"降脂软脉灵"Ⅰ～Ⅳ号方药，"降脂软脉灵Ⅰ号"治疗慢性冠心病、心绞痛，"降脂软脉灵Ⅱ号"治疗冠心病合并高血压病，"降脂软脉灵Ⅲ号"治疗冠心病合并心律失常，"降脂软脉灵Ⅳ号"治疗冠心病痰瘀互结明显者。

验案 1

韩某某，男，55 岁，个体。2013 年 8 月 15 日初诊。

主诉：背部不适伴憋气间作 8 年余，加重 1 个月。

现病史：患者 8 年前无明显诱因出现背部不适伴胸闷憋气间作，偶有心前区疼痛，未系统诊治。2006 年突发心前区刺痛，遂就诊于当地医院，诊断为"心肌梗死"，并行冠脉搭桥术。术后心前区刺痛症状消失，仍余有背部不适伴憋气间作。近 1 个月患者自觉劳累及天气变化后，上述症状加重，偶尔伴有心慌及心前区压迫感，口中黏腻。纳可，夜寐安，小便可，大便干结，每日 1 行，现服用果导片通便。舌暗红，边有齿痕，苔白腻，脉沉。BP 120/70mmHg。

既往史：否认高血压、糖尿病史，否认烟酒史及过敏史。

辅助检查：2013 年 7 月 13 日复查冠脉 CTA（CT 血管造影）示冠脉搭桥术后，桥血管通畅，冠脉三支病变，呈右冠优势，左主干及三支冠状动脉均见多发斑块及钙化，不同程度狭窄，前降支近端可见混合斑块，狭窄＜50%。2013 年 6 月 25 日查血脂示 TG（甘油三酯）2.74mmol/L，余未见异常。2013 年 7 月 18 日查心电图示窦性心律，非特异性 ST–T 波改变。

西医诊断：冠心病（稳定型心绞痛，陈旧性心肌梗死，主动脉－冠脉搭桥术后）。

中医诊断：胸痹心痛病（脾肾亏虚、痰瘀阻滞证）。

治法：益肾健脾，软坚散结。

处方：绞股蓝 10g，炙鳖甲 30g（先煎），丹参 20g，赤芍 20g，海藻 15g，女贞子 20g，枸杞子 15g，五味子 10g，淫羊藿 10g，肉苁蓉 10g，生山楂 15g，决明子 20g，炙甘草 6g。7 剂，每日 1 剂，水煎服，每日早晚各 1 次，每次 150mL。

按语：

阮教授认为动脉粥样硬化斑块的形成和发展是心血管事件的危险因素，从中医学上认识动脉粥样硬化与脾肾二脏密切相关，脾主运化以生水谷精微之气，为气血生化之源，肾藏元阴元阳，内藏真阳，若肾阳亏虚、脾失健运，则水谷积聚为痰湿水饮，痰湿阻滞经脉，心之脉络不通，发为胸痹心痛病。因此，阮士怡教授创立"益肾健脾、软坚散结法"防治冠心病，延缓动脉粥样硬化进程，"益肾健脾"以提高人体正气，保护动脉内膜，"软坚散结"以消除痰瘀，使已有病理变化的血管病变减轻，抑制血管再狭窄，促进病变区侧支循环建立，达到治疗冠心病的目的。

患者中年男性，既往心肌梗死并行冠脉搭桥术后，至今余有背部不适伴憋气，无基础疾病及危险因素，然近日劳累及天气变化诱发症状加重，实为正气亏虚于内，体内余邪未尽，复感外邪触发所致。具体而言，年过四十，阴气自半，阴阳互根互用，脾肾二脏阳气亏虚，患者虽已行搭桥术贯通闭塞的冠脉大血管，然而动脉粥样硬化的病理进程仍在进展，痰浊瘀毒等病理产物尚存于血管内，常常会造成二次损伤，易在环境变化、情绪波动等情况下诱发心血管事件。因此，从危险因素上消除痰瘀等病理产物，从根本上顾护脾肾二脏。结合舌脉，诊断为脾肾亏虚，痰瘀阻滞证，治以益肾健脾，软坚散结。方中绞股蓝味甘、性凉，入脾经，能益气健脾化痰，炙鳖甲味咸，入肾经，滋肾阴，合海藻涤痰软坚散结；丹参、赤芍活血化瘀；女贞子、枸杞子、肉苁蓉、淫羊藿滋阴温阳补肾，阴阳双补；现代药理研究显示生山楂、决明子具有降血脂作用，五味子具有提高免疫力、抗氧化、抗衰老的作用，合用共奏益肾健脾、软坚散结之效。

验案 2

宋某某，男，34 岁，工人。2014 年 3 月 13 日初诊。

主诉：胸痛伴胸闷间作 1 年余，加重 1 周。

现病史：患者于 2012 年 11 月因突发胸痛伴胸闷就诊于当地医院，查冠脉造影诊断为冠心病，于急诊行 PCI（经皮冠状动脉介入治疗）术，植入支架 3 枚，术后规律服用阿司匹林肠溶片、硫酸氢氯吡格雷片、酒石酸美托洛尔片、盐酸咪达普利片、辛伐他汀片，症状得以控制。1 周前无明显诱因胸痛伴胸闷症状再次加重。现症见胸痛伴胸闷间作，饱食及运动后尤甚，休息可缓解，未诉其他明显不适。纳可，寐安，二便调。舌暗红，苔白腻，边有齿痕，脉滑。BP 120/80mmHg。

既往史：否认高血压、糖尿病等病史；否认烟酒史。

西医诊断：冠心病（稳定型心绞痛，PCI 术后）。

中医诊断：胸痹心痛病（脾肾亏虚、痰瘀阻滞证）。

治法：益肾健脾，软坚散结。

处方：绞股蓝 10g，炙鳖甲 30g（先煎），丹参 30g，川芎 10g，牡丹皮 15g，女贞子 20g，五味子 10g，枸杞子 15g，制首乌 5g，枳壳 10g，炙甘草 6g。7 剂，每日 1 剂，水煎服，每日早晚各 1 次，每次 150mL。

按语：

患者青年男性，既往冠心病 PCI 术后，胸痛症状得以改善，近 1 周无明显诱因症状加重，悉其病因，天寒春气尚未升发，寒冷、劳累、情绪波动均可成为已贯通血管再次痉挛或微循环不畅的诱发因素。患者虽已解除狭窄的冠脉，但动脉粥样硬化是不断进展的病理过程，痰浊瘀毒更生戕害。阮教授认为此系"脾肾亏虚为本，痰浊阻滞为标"，脾肾亏虚之本并未改变。舌暗红苔，白腻有齿痕，脉滑，均提示痰瘀之象。故治以益肾健脾、软坚散结。方中绞股蓝益气健脾化痰；炙鳖甲味咸、性微寒，入肾经，软坚散结，取"坚者软之，结者散之"之意；丹参、川芎、枳壳行气活血化瘀，选用枳壳意为取其理气宽中、行气消胀之功，用以治疗胸胁气滞、胀满疼痛，配伍川芎增加活血行气之效，气行则血行，气滞则血凝；女贞子、枸杞子、制首乌滋阴补肾温脾，阴阳双补以补虚扶正固本；炙甘草补脾益气，调和诸药。全方共奏益肾健脾以扶正、软坚散结以祛邪之功效。

验案 3

张某某，男，68 岁，退休。2013 年 12 月 12 日初诊。

主诉：心前区不适间作 5 年余，加重 2 个月。

现病史：患者 2008 年因急性冠脉综合征于右侧冠状动脉植入支架 2 枚，术后症状缓解，但仍有心前区不适间作。2 月前患者无明显诱因出现心前区及背部酸痛不适加重，休息可缓解，遇寒或活动后加重，未服用硝酸甘油等药物。纳可，寐安，二便调。舌暗红，苔薄白，脉弦细。BP 145/80mmHg。

辅助检查：自诉血脂偏高（未见报告）。

西医诊断：冠心病（稳定型心绞痛，PCI 术后）。

中医诊断：胸痹心痛病（脾肾亏虚、痰浊阻滞证）。

治法：益肾健脾，软坚散结。

处方：绞股蓝 10g，炙鳖甲 30g（先煎），海藻 15g，丹参 20g，制首乌 5g，赤芍 20g，淫羊藿 10g，肉苁蓉 15g，沉香 10g，知母 15g，葛根 15g，炙甘草 10g，牡丹皮 15g。7 剂，每日 1 剂，水煎服，每日早晚各 1 次，每次 150mL。

2014 年 1 月 5 日二诊：守方服药后心前区疼痛较前缓解，背痛未作。纳可，寐安，二便调。舌暗红，苔薄白，脉弦细。BP 150/90mmHg。

辅助检查：2014 年 1 月 3 日于当地医院查血脂四项。TG（甘油三酯）2.2mmol/L，TC（总胆固醇）6.5mmol/L。

处方：绞股蓝 10g，炙鳖甲 30g（先煎），葛根 10g，知母 15g，丹参 20g，决明子 15g，泽泻 30g，淫羊藿 10g，肉苁蓉 15g，五味子 10g，炙甘草 10g。7 剂，每日 1 剂，水煎服，每日早晚各 1 次，每次 150mL。

2014 年 1 月 28 日三诊：守方服药后心前区疼痛发作次数及程度均较前减轻。近日双目干涩胀痒，纳可，寐安，小便色黄，大便不成形。舌暗红，苔根部黄，脉弦。BP 140/90mmHg。

辅助检查：2014 年 1 月 24 日本院查血脂四项，其中 TC 6.10mmol/L，TG 1.80mmol/L。

处方：桑寄生 15g，续断 15g，丹参 20g，川芎 10g，枸杞子 15g，海藻 10g，女贞子 20g，炙鳖甲 30g（先煎），五味子 10g，巴戟天 10g，淫羊藿 10g。7 剂，每日 1 剂，水煎服，每日早晚各 1 次，每次 150mL。

2014 年 2 月 15 日四诊：守方服药后，症状明显缓解，心前区疼痛症状消失。纳可，寐可，二便调，夜尿 1~2 次 / 晚。舌暗红，苔薄白，脉弦。BP 140/90mmHg。

处方：绞股蓝 10g，炙鳖甲 30g（先煎），丹参 20g，川芎 10g，五味子 10g，淫羊藿 10g，刺五加 10g，钩藤 10g，夏枯草 15g，女贞子 20g，续断 10g，炙甘草 6g。7 剂，每日 1 剂，水煎服，每日早晚各 1 次，每次 150mL。

按语：

患者老年男性，年过六旬之时因急性冠脉综合征行 PCI 术，植入支架 2 枚，后心前区不适间作。现正值冬季，天寒地冻腠理闭塞，阳气外泄较少，使得机体阳气相对旺盛，在内则血气强、阳气旺，此外亦有烦劳则阳气张，阳气失常，则易受邪为病，故而病机关键在于阴阳失衡。或因寒冷，闭塞阳气，阳气不得外达体表失于温煦；或因烦劳过度，阳气元盛外张，在内阴精渐渐耗竭。阮教授在辨病辨证时以阴阳为纲，尤其重视脏腑辨证，以脾肾二脏为本。天之大宝，只此一息真阳，故肾之元阳为一身阳气之根本，脾主运化水谷，主后天，主运化水湿促进机体代谢，脾之运化失司则湿浊痰瘀等病理产物交替为患。在内（脾肾亏虚为根本，痰浊阻滞为标）、外（天寒地冻）相互作用下原发病引动为患，加重病情。根据病机，辨此病为脾肾亏虚、痰浊阻滞证，治以益肾健脾、软坚散结法。

纵观全病程为时两月有余，期间症状逐渐缓解，直至消失，病机演变可分为四个阶段。第一阶段，患者心前区不适症状明显，且伴有心前区及后背酸痛不适感，此时痰浊等病理产物的实邪为患，故处方中以绞股蓝、炙鳖甲、海藻等软坚散结化痰浊，配伍丹参、赤芍、牡丹皮清热凉血、活血，散瘀止痛，加用沉香行气止痛，增加对胸痛症状的缓解。沉香止痛，特别是对脾肾亏虚卓有疗效，《本草新编》曰："沉香，温肾而通心。"葛根、知母清热滋阴生津，以舒筋解肌，缓解疼痛。制首乌、淫羊藿、肉苁蓉，共奏温肾阳、滋肾阴、补肾气之功。第二阶段，心前区及背部不适减轻，继守原方，减去沉香，中病即止，防止其辛散、温热太过而伤阴。患者检查血脂偏高，是为动脉粥样硬化主要危险因素，加用泽泻，取其有效成分三萜类化合物的降血脂及抗动脉粥样硬化作用。决明子有效成份具有防治高脂血症的作用。第三阶段，症状缓解大半，故以扶正固本为主，辅以祛除实邪，原方中增加桑寄生、续断、枸杞子、巴戟天温补肾阳，以助先天。此外尚有双目干痒、大便不成形、脉弦等肝失条达、肝血失养的表现。第四阶段，初诊的症状基本消失，故继以原法巩固疗效，加用钩藤、刺五加、夏枯草，取其现代药理功效，钩藤中钩藤碱、刺五加中皂苷成分能延缓冠状动脉粥样硬化的发展，夏枯草中熊果酸可抗炎抗氧化。

验案 4

荣某某，女，68 岁，退休。2012 年 12 月 13 日初诊。

主诉：背部沉重伴闷痛间作 1 年余，加重 2 个月。

现病史：患者 2 年前曾发作心肌梗死入当地医院系统治疗，症状平稳后出院。1 年前无明显诱因出现背部沉重伴闷痛间断发作，未系统诊治。2 个月前因情志不遂，上述症状加重，时有心前区不适，放射至左肩及左上肢，劳累及情绪波动后明显，气短乏力，善太息，口干喜热饮。纳可，寐欠安，二便调。舌红绛，苔白厚腻，脉弦。BP 130/70mmHg。

辅助检查：2012 年 12 月 4 日查冠脉 CTA 示①左前降支对角支近段及回旋支管腔轻度狭窄；②左前降支近中段肌桥。心电图提示窦性心律，Ⅱ、Ⅲ、aVF 导联可见 Q 波。

西医诊断：冠心病（陈旧性心肌梗死）。

中医诊断：胸痹心痛病（脾肾亏虚、痰浊阻滞证）。

治法：益肾健脾，软坚散结。

处方：绞股蓝 10g，炙鳖甲 30g（先煎），丹参 20g，茯苓 15g，麦冬 15g，女贞子 20g，海藻 15g，五味子 10g，泽泻 30g，制首乌 5g，紫石英 20g，炙甘草 6g，川芎 10g。7 剂，每日 1 剂，水煎服，每日早晚各 1 次，每次 150mL。

按语：

患者老年女性，既往心肌梗死病史，现因情绪波动症状加重，上背部沉重闷痛，时有心前区不适，劳累及情绪波动后明显，伴气短、善太息，口干欲热饮。结合舌红绛，苔白厚腻，脉弦，辨证当属脾肾亏虚、痰浊阻滞证。方中绞股蓝、炙鳖甲、海藻、丹参同用软坚散结、活血祛瘀；女贞子、制首乌滋养肝肾之阴；麦冬、五味子养阴润燥，益气生津，补肾宁心；茯苓、泽泻健脾宁心利水；紫石英宁心重镇安神。心肾相交，水火相济，心脾与气血生成相关，"心—脾—肾"常共病，三组药物从滋阴、健脾、安神等角度共奏宁心之效，以养心治本。川芎活血行气，引药上行。炙甘草调和诸药。

验案 5

祝某某，男，69 岁，退休。2013 年 10 月 31 日初诊。

主诉：冠心病支架术后胸闷间作半年余。

现病史：患者半年前因胸闷频发就诊于当地医院，诊断为冠心病，遂于右冠状动脉植入支架 1 枚，术后症状减轻，仍有胸闷憋气间作。至今规律服用阿司匹林肠溶片、厄贝沙坦片。现胸闷、憋气间作，劳累加重，伴头痛、四肢畏寒、腰膝酸痛、口渴。纳可，寐欠安，夜尿 1～2 次／晚，大便溏。舌红，苔薄白，脉沉细。BP 130/80mmHg。

既往史：高血压病史 3 年余，血压最高为 150/90mmHg。近期未系统监测血压。

西医诊断：冠心病（PCI 术后），高血压病。

中医诊断：胸痹心痛病（脾肾亏虚、痰浊阻滞证）。

治法：益肾健脾，软坚散结。

处方：绞股蓝 10g，炙鳖甲 30g（先煎），枸杞子 15g，丹参 20g，淫羊藿 15g，川芎 10g，酸枣仁 30g，知母 15g，女贞子 20g，柏子仁 30g，茯苓 15g，白术 15g，炙甘草 6g。7 剂，每日 1 剂，水煎服，每日早晚各 1 次，每次 150mL。

按语：

患者老年男性，冠心病 PCI 术后胸闷间作，劳累时憋气，系冠脉大血管贯通后，尚与心肌血供不能平衡之故。平素畏寒，腰膝酸软，口渴，大便溏，脉沉细，为脾肾亏虚、不能温养之证。肾为先天之本，脾为后天之本，二脏虚损而致气血虚衰。脾虚则见大便溏。肾开窍于耳，腰为肾之府，肾阳虚则四肢厥冷畏寒，肾阴虚则头痛，腰膝酸痛。同时可见舌红，苔薄白，少津，脉沉细。据症辨为脾肾亏虚、痰浊阻滞证，治以益肾健脾、软坚散结法。此案患者 PCI 术后半年有余，再发胸闷、憋气，治病求本，故用益肾健脾之法，从根本上消散痰浊，以求血供充足，保护心肌，改善微循环，延缓其冠状动脉粥样硬化的进程。方中绞股蓝益气健脾、清热解毒，鳖甲滋阴潜阳、软坚散结；枸杞子、淫羊藿、女贞子滋补肝肾；患者畏寒、尿频、便溏等脾肾亏虚之象明显，故加茯苓、白术健脾益气；川芎、知母、丹参滋阴清热，凉血活血；酸枣仁、柏子仁养血安神助眠；炙甘草甘温益气。上方共奏通经脉，利血气，缓急养心之效。

验案 6

杜某某，女，78 岁，农民。2013 年 5 月 2 日初诊。

主诉：胸闷间作半年余，加重 1 周。

现病史：患者 2012 年 10 月因胸闷就诊于当地医院，诊断为冠心病，并行 PCI 术，植入支架 1 枚，术后胸闷症状缓解。近 1 周无明显诱因胸闷加重，活动后加重伴乏力，偶见气短，未诉明显胸痛。纳少，寐可，大便 2 日 1 行，质干。左下肢水肿，昼轻夜重。舌暗红，苔白腻，脉弦细。BP 140/90mmHg。

检查：2012 年 10 月 26 日冠脉造影示前降支中段弥漫性 99% 狭窄，右冠动脉开口 90% 狭窄，回旋支中段 60% ~ 80% 狭窄。

西医诊断：冠心病（稳定型心绞痛，PCI 术后）。

中医诊断：胸痹心痛病（脾肾亏虚、痰浊阻滞证）。

治法：益肾健脾，软坚散结。

处方：绞股蓝 10g，炙鳖甲 30g（先煎），当归 10g，丹参 20g，女贞子 20g，五味子 10g，肉苁蓉 10g，桑寄生 15g，续断 20g，赤芍 20g，陈皮 10g，炙甘草 6g。7 剂，每日 1 剂，水煎服，每日早晚各 1 次，每次 150mL。

按语：

患者年老女性，半年前因冠脉三支病变植入支架 1 枚，现胸闷症状再发，患者未提供更多病史及病历资料。考虑患者之前存在三支病变，前降支及右冠重度狭窄，几近闭塞，选择部分血运重建后，治疗目标在于改善心肌供血和心肌功能，提高远期存活率。阮教授认为衰老的过程在于因衰致病而促老，其中冠状动脉粥样硬化是推进衰老的重要病理过程，保护好动脉内膜就可以防止血液中危险因素侵害内膜，同时清除血液中已形成的动脉硬化斑块，也就是祛除痰浊瘀毒等病理产物，才能从内外、本标共同防治 PCI 术后病情进展，以达"老而不衰"的期望。《黄帝内经》中云："五脏坚固，血脉和调，……故能长久。"阮教授以脏腑辨证为根基，尤其注重脾肾二脏。此案结合症状及舌脉，辨为"脾肾亏虚，痰浊阻滞证"，治以益肾健脾、软坚散结。方中绞股蓝益气健脾、软坚，配伍炙鳖甲咸寒，增加软坚散结之效；配伍桑寄生、肉苁蓉、续断以补肾助阳；加用丹参、当归、赤芍养心健脾、活血祛瘀止痛；女贞子、五味子滋肾阴，养阴润燥；陈皮理气健脾、燥湿化痰，现代药理研究显示陈皮提取液有清除自由基抗氧化的作用。上方共用，以消斑块，散痰瘀，固脾肾，阻抑动脉粥样硬化，延缓衰老。

验案 7

宋某某，女，70 岁，农民。2012 年 11 月 9 日初诊。

主诉：憋气间作 6 年余，加重 1 周。

现病史：患者 6 年前因胸闷憋气就诊于当地医院，查冠脉造影，诊断为冠心病，于右冠状动脉植入支架 1 枚。2008 年 12 月因胸闷憋气频发入住当地医院治疗，并复查冠脉造影后，于左冠状动脉前降支植入支架 1 枚。2010 年 4 月症状加重，复查冠脉造影后，再次于左冠状动脉回旋支及右冠状动脉中远段各植入支架 1 枚。1 周前患者无明显诱因憋气症状加重，伴心慌、心前区刺痛，持续 5 ~ 6 分钟，舌下含服速效救心丸 1 ~ 2 分钟可缓解，偶有肩背部酸痛不适，汗出，头晕头胀，双目干涩，口干喜热饮。时有四肢蚁行感，周身乏力，腰痛，双下肢酸软无力，畏寒喜暖。纳可，寐欠安，二便调。舌紫黯，苔薄白，脉缓无力。BP 145/85mmHg。

辅助检查：2012 年 5 月 31 日于当地三甲医院查颈动脉 CT 提示主动脉弓钙化；无名动脉、左颈动脉、左侧锁骨下动脉血管开口处附管钙化斑块；双侧颈总动脉、颈动脉分叉部附壁钙化斑块；左侧颈内动脉颅外段未显影，考虑闭塞。

西医诊断：冠心病（稳定型心绞痛，PCI 术后）。

中医诊断：胸痹心痛病（气滞血瘀、心神失养证）。

治法：活血化瘀，通补养心。

处方：炙黄芪 30g，炙鳖甲 30g（先煎），丹参 20g，川芎 10g，当归 10g，女贞子 10g，海藻 15g，夏枯草 15g，降香 10g，酸枣仁 30g，紫石英 20g，白豆蔻 6g。7 剂，每日 1 剂，水煎服，每日早晚各 1 次，每次 150mL。

2013 年 3 月 21 日二诊：患者服药后症状有所改善，故而自行于附近医院原方抓药服用。近日时有胸前区针刺样疼痛，休息可缓解，伴头痛头晕，善太息，四肢蚁行感，双下肢无力明显，腰部酸痛。纳可，寐欠安，二便调。舌暗红，苔薄白，脉弦细。BP 130/60mmHg。

处方：绞股蓝 10g，炙鳖甲 30g（先煎），丹参 20g，川芎 10g，海藻 15g，夏枯草 10g，女贞子 20g，五味子 10g，赤芍 15g，三七 3g（冲服），黄连 10g，炙甘草 6g。

7剂，每日1剂，水煎服，每日早晚各1次，每次150mL。

2013年5月2日三诊：药后症状改善故自行停药。近日头晕头胀，颈部僵痛，腰膝酸软软。纳可，寐安，二便调。四肢时觉蚁行感，双腿沉重，夜间水肿，乏力明显。舌暗红，苔薄白，脉沉缓。BP 120/60mmHg。

处方：当归10g，赤芍20g，熟地黄10g，川芎10g，细辛3g，丹参20g，红花6g，夏枯草15g，槐花10g，卷柏10g，炙甘草6g。7剂，每日1剂，水煎服，每日早晚各1次，每次150mL。

银杏叶片，每日3次，每次1片。

2013年8月22日四诊：症状平稳，自行停药数月，现偶有胸闷憋气，心前区疼痛，伴周身有蚁行感，腰腿乏力，畏寒，多汗，头晕，手足麻木。纳可，寐差，夜尿3次/晚，大便黏腻不爽。舌暗红，苔白腻，脉沉细。BP 120/60mmHg。

处方：绞股蓝10g，炙鳖甲30g（先煎），丹参20g，海藻15g，当归10g，赤芍20g，女贞子20g，枸杞子15g，五味子10g，淫羊藿10g，肉苁蓉15g，酸枣仁30g，炙甘草6g。7剂，每日1剂，水煎服，每日早晚各1次，每次150mL。

2013年9月26日五诊：药后，胸闷憋气、心前区疼痛症状缓解，蚁行感减轻，现仍腰腿乏力疼痛，畏寒，盗汗，手足偶感麻木。纳可，寐差，大便黏滞不爽。夜尿3次/晚。舌暗红，苔白腻，脉沉细。BP 130/60mmHg。

处方：女贞子20g，墨旱莲15g，鹿衔草10g，肉苁蓉15g，淫羊藿10g，合欢花10g，川芎10g，赤芍20g，丹参20g，炙鳖甲30g（先煎），当归10g，三七4g（冲服），山萸肉10g。7剂，每日1剂，水煎服，每日早晚各1次，每次150mL。

按语：

患者老年女性，冠心病确诊多年，六年期间反复血运重建，共植入支架四枚，现未见明显的典型心绞痛症状，而主要以心前区憋闷，心慌，伴疼痛为主。说明虽然通过前期治疗，改善了三支主要冠状动脉的狭窄，但微血管通畅状态与心肌血供尚未达成平衡，甚至不能满足心肌代谢。阮教授认为，贯通狭窄血管为急则治标的方法，其后相应的血瘀痰浊、气滞等病理因素仍存在，且老年心脾肾气虚为本的病机，不能一蹴而就，故有相应的症状，伴见乏力、腰痛、下肢酸软、畏寒喜暖等气虚和肾阳不足的表现。本案患者的特点为气虚和气滞、血瘀同时存在，治疗时则当两项兼顾，同时辨证区分主次。应以活血化瘀、通补养心为主。丹参、川芎、降香、当归针对主要病机，活血通络，加炙鳖甲、海藻、夏枯草，软坚散结，有利于活血药物发挥作用。同时，现代药理研究表明上三味药能够保护血管内皮，改善心室重构。黄芪能够起到助力推动的作用，女贞子、酸枣仁、紫石英滋补肾阴，养血安神；白豆蔻化湿和胃。立法明确，方证对应，以期远效。患者间断就诊将近一年，根据每个时段的季节、患者症状确定治法，相应加减。

二诊，患者出现胸前针刺样疼痛，仍存在四肢蚁行感，为血瘀之象，故入三七增强活血化瘀之力。

三诊，春气升，肝木渐旺，胸闷憋气症状大减，减少软坚散结之药，患者头晕胀痛，故加槐花清肝止痛，卷柏通经活络。

四、五诊继以益肾健脾软坚、活血化瘀之法，以期远效。

验案 8

马某某，男，70 岁，退休。2014 年 2 月 13 日初诊。

主诉：胸闷间作 3 月余。

现病史：患者 1998 年因急性心肌梗死住院治疗，于狭窄冠脉病变处植入支架 2 枚，2006 年因再次心梗植入支架 1 枚，术后未诉心前区不适症状。3 个月前患者无诱因出现胸闷间作，就诊于当地医院，至今规律口服单硝酸异山梨酯片、地尔硫草、厄贝沙坦片、阿托伐他汀钙片、阿司匹林肠溶片、曲美他嗪、尼麦角林、硫酸氢氯吡格雷。现胸闷，伴头晕头痛，咳喘，咯痰色白、质粘难咯，口腔黏膜可见溃疡，口干舌痛。纳可，寐差，大便调。舌红，苔白腻，脉弦数。BP 150/80mmHg。

既往史：陈旧脑梗死病史 4 年；过敏性哮喘及肺气肿病史 10 余年。

西医诊断：冠心病（稳定型心绞痛，陈旧性心肌梗死，PCI 术后）。

中医诊断：胸痹心痛病（脾肾亏虚、痰浊阻滞证）。

治法：益肾健脾，软坚散结。

处方：绞股蓝 10g，炙鳖甲 30g（先煎），丹参 20g，川芎 10g，牡丹皮 15g，女贞子 20g，旱莲草 15g，五味子 10g，大青叶 10g，制首乌 5g，淫羊藿 10g，枇杷叶 10g，泽泻 30g，酸枣仁 30g，合欢皮 10g，枳壳 10g，沉香 5g。7 剂，每日 1 剂，水煎服，每日早晚各 1 次，每次 150mL。

按语：

患者既往心梗、脑梗病史，及过敏性哮喘及肺气肿病史，存在脾肾亏虚日久，痰浊、瘀血内生的病理变化。故可见胸闷间作，头晕头痛；痰气上逆咳喘。病虚日久耗阴伤液，虚火上炎，故口腔溃疡，口干舌痛。治以益肾健脾，软坚散结。方中绞股蓝、鳖甲益肾健脾，软坚散结；制首乌补益精血，淫羊藿补肾壮阳，以平补肾阴肾阳；丹参、川芎、牡丹皮、枳壳、沉香行气活血；女贞子、旱莲草滋补肾阴（以上为阮教授治疗冠心病的常用组方）；大青叶清热解毒，枇杷叶、五味子降气化痰，止咳平喘；现代药理表明泽泻可以降压降脂，酸枣仁、合欢皮养心安神以助眠。患者病机错综复杂，虚实夹杂，需先明其标本虚实，故而标本同治。全方共奏益肾健脾以固本，活血行气祛痰以治标，佐以滋阴养血安心神。

验案9

吕某某，男，65岁，退休。2012年11月1日初诊。

主诉：心前区疼痛间作6年，加重3月余。

现病史：患者6年前无明显诱因突发心前区疼痛伴胸闷气短，遂就诊于当地医院，诊断为急性冠脉综合征，植入支架1枚。出院后规律服用阿司匹林肠溶片，硝苯地平缓释片，单硝酸异山梨酯片，美托洛尔片至今。6年来心前区疼痛间断反复发作，近3个月上述症状加重，自服速效救心丸及复方丹参滴丸后缓解。现心前区疼痛，伴头晕头胀，听力减退，口干有异味，心烦易怒，周身乏力，项部僵硬不适，双膝胀痛。纳可，寐欠安，多梦，夜尿3~4次/晚，大便调。舌胖大，质红，苔剥脱白腻，脉弦。BP 125/90mmHg。

西医诊断：冠心病（稳定型心绞痛，PCI术后）。

中医诊断：胸痹心痛病（脾肾亏虚、痰瘀互结证）。

治法：益肾健脾，软坚散结，活血祛瘀。

处方：绞股蓝10g，炙鳖甲30g（先煎），丹参30g，五味子10g，地龙15g，姜黄10g，蒲黄10g，刺五加15g，牛膝15g，泽泻15g，白豆蔻6g。7剂，每日1剂，水煎服，每日早晚各1次，每次150mL。

按语：

患者年过半百，肾气自半，精血渐衰，后因急性冠脉综合征行PCI术损伤正气，近日心前区不适频繁发作，不排除术后血管再狭窄或其他分支冠脉病变。患者时有头晕，易困，双目喜闭，不欲久视，是体内痰湿阻滞气血不能上荣于头目之故；且见周身乏力，项部僵硬不适，双膝胀痛，亦为痰湿阻滞，气血运行不畅所致；心烦易怒，口干，为郁而化热所致，舌质红，剥苔白厚，脉弦为之佐。证为脾肾亏虚、痰瘀互结，治以益肾健脾治其本，软坚散结、活血祛瘀治其标。方中绞股蓝、炙鳖甲共用，补气滋阴软坚，其中炙鳖甲咸寒，可消散，可软坚，可走散，其色黑入肾，《本草述》曰："鳖甲，类言其益阴，是矣，第丹溪云补阴而更云补气"，"盖唯是真阴之气，有化乃有生，有生即有化。"此指鳖甲再起阴气，滋肾水同时也补壮火，不损气；绞股蓝性凉微甘，入脾肾二经，益气健脾化痰；泽泻利水祛湿，牛膝引血下行，五味子助滋肾阴；丹参味苦微寒，入手少阴，主心腹邪气，《别录》言其养血，去心腹痼疾结气，与姜黄、蒲黄、刺五加共奏活血祛瘀之功；白豆蔻顾护脾胃。

验案 10

吴某某，男，63 岁，退休。2013 年 11 月 14 日初诊。

主诉：胸闷、气短间作 2 年，加重半月余。

现病史：患者两年前因胸闷气短于当地医院就诊，诊断为冠心病，并植入 3 枚支架。后胸闷、气短间作，近半个月无明显诱因上述症状加重，伴憋气、胸痛彻背，活动后尤甚，双下肢轻度水肿。舌红，苔白，脉沉缓。BP 124/88mmHg。

西医诊断：冠心病（稳定型心绞痛，PCI 术后）。

中医诊断：胸痹心痛病（脾肾亏虚、气滞血瘀证）。

治法：益肾健脾，软坚散结，行气活血。

处方：绞股蓝 10g，炙鳖甲 30g（先煎），丹参 30g，赤芍 20g，红花 10g，女贞子 20g，枸杞子 20g，淫羊藿 10g，肉苁蓉 15g，降香 10g，酸枣仁 30g，炙甘草 6g。7 剂，每日 1 剂，水煎服，每日早晚各 1 次，每次 150mL。

按语：

患者两年前行冠脉支架术后，现仍有胸闷气短、胸痛等症状，究其病理机制，一般有以下几种情况。一是支架内再狭窄：支架植入后，会被血管内皮细胞覆盖，危险因素（如血压、血糖、血脂、吸烟）等控制不佳时，会继续加速 AS 进程，加重狭窄，严重可致闭塞，表现为胸痛再发，这种情况比较多见，但距支架术后时间较近。

二是血管痉挛：部分患者植入支架后，因支架牵拉扩张血管可诱发加重冠脉痉挛致缺血性胸痛（一般为一过性）。三是其余血管残支病变：PCI 解除严重狭窄后，其余血管部位尚存在轻－中度狭窄，其痉挛、斑块形成亦可导致胸痛。四是血栓形成，PCI 术后贯通主要冠脉后，仍存在残余血栓，或微血管内残留微血栓阻塞血管，造成缺血性心绞痛。五是患者焦虑、抑郁状态的产生，此时需要心电图、心肌酶等检查支持无异常。六是有部分患者为冠心病 PCI 术后并发心律失常等。

心主血，肝藏血，血脉运行与心肝关系密切；脾主统血，脾胃为气血生化之源，脾胃有病，可累及诸脏，心脾关系密切；肾为先天之本，心肾相关。心居上焦，主气属阳，肾居下焦，属阴主水，二脏同居少阴，以经络相连。肾水上济于心，滋心阴以使水火不亢，心火下交于肾，温肾阳以使肾水不寒。心本于肾，肾为脉之根，气之根。心主血脉，血脉运行必须依靠肾阳的推动，心阳振奋，鼓动有力则血可畅行。患者脾肾亏虚仍未补其不足，气滞血瘀因素可渐生，故胸闷气短，胸痛，结合舌脉治以益肾健脾，软坚散结，行气活血化瘀。绞股蓝益气健脾、清热解毒；炙鳖甲滋阴潜阳、软坚散结；丹参、赤芍、红花益气活血；女贞子、枸杞子、淫羊藿、肉苁蓉滋补肝肾；降香活血止痛、酸枣仁宁心安神；炙甘草甘温益气。上方共奏通经脉、利血气、缓急养心之效。

验案 11

张某某，女，78 岁，农民。2013 年 1 月 10 日初诊。

主诉：心前区不适间作 2 年余，加重 1 周。

现病史：患者心前区不适 2 年余，曾于 2012 年 2 月 18 日突发心绞痛，就诊于当地医院，查冠脉 CT 示前降支中重度狭窄，诊断为冠心病（不稳定型心绞痛），经治疗症状缓解出院，出院后规律服用单硝酸异山梨酯，阿司匹林肠溶片。1 周前无明显诱因心前区不适症状加重，伴后背酸痛、心前区隐痛、头昏、胸胁部胀痛、盗汗，晨起咳吐白黏痰，鼻腔分泌物较多。纳可，食后腹胀，矢气频作，大便不成形。寐安，夜尿 2 ~ 3 次 / 晚，舌暗红，苔白腻，脉弦细。BP 140/70mmHg。

西医诊断：冠心病（不稳定型心绞痛）。

中医诊断：胸痹心痛病（脾肾亏虚、痰瘀互结证）。

治法：益肾健脾，行气活血散结。

处方：绞股蓝 10g，炙鳖甲 30g（先煎），丹参 20g，当归 10g，茵陈 30g，香附 10g，茯苓 15g，吴茱萸 3g，黄连 10g，五味子 10g，煅牡蛎 30g，白芍 20g，黄柏 10g，苍术 10g，砂仁 6g。7 剂，每日 1 剂，水煎服，每日早晚各 1 次，每次 150mL。

按语：

患者既往有冠心病史，未行血运重建，近日心绞痛频发，前胸及后背部酸痛，心前区隐痛，伴饭后腹胀，夜尿频多，头昏沉，大便不成形，为肾阳不足，失于温煦，脾阳亏虚，失于运化，痰瘀互结，发为上病。治当益肾健脾，行气活血散结。绞股蓝、鳖甲益肾健脾、软坚散结，当归、丹参养血行血祛瘀，香附疏肝行气，吴茱萸配伍黄连治疗肝经火郁，白芍柔肝养血，加用苍术、黄柏以清热燥湿，砂仁醒脾。以上诸药合用，有气行则血行、湿化则脾健之意。

验案 12

徐某某，男，66 岁，退休。2014 年 5 月 15 日初诊。

主诉：PCI 术后 6 年。

现病史：患者 2008 年因心前区不适就诊于当地医院，查冠脉造影示左前降支中度狭窄。诊断为冠心病，并于左前降支植入支架 1 枚，术后心前区不适症状未作。现服用阿司匹林肠溶片、血脂康胶囊。现无明显心前区、后背不适感，未诉胸闷、气短、头晕、头痛等症状。纳寐可，二便调。舌淡胖，苔薄白，脉沉细。

既往史：肾炎病史，肾囊肿 10 余年。

西医诊断：冠心病（PCI 术后）。

中医诊断：胸痹心痛病（脾肾亏虚、痰浊阻滞证）。

治法：益肾健脾，软坚散结。

处方：绞股蓝 10g，海藻 10g，马鞭草 10g，丹参 20g，川芎 10g，泽泻 30g，车前草 30g，五味子 10g，牡丹皮 15g，夏枯草 15g，生黄芪 20g。7 剂，每日 1 剂，水煎服，每日早晚各 1 次，每次 150mL。

按语：

本例患者虽 PCI 术后 6 年，无明显心前区不适症状，然 PCI 术后正气耗损，依据舌脉，舌淡胖、苔薄白、脉沉细，当属脾肾亏虚之象。患者无明显的心前区不适等症状，在治则上属于缓则治其本。阮教授认为益肾健脾、软坚散结法应贯穿在冠心病治疗的始终，以推迟 AS 进程。方中绞股蓝、生黄芪补气健脾；海藻软坚散结；泽泻、车前草皆入肾经，清热利尿；五味子滋阴益肾、收涩；牡丹皮为清热凉血、活血祛瘀之药，现代药理学研究其有抗动脉粥样硬化和抗血小板凝聚的作用；丹参、川芎活血祛瘀，川芎兼有行气作用；夏枯草、马鞭草清热解毒，同时马鞭草可活血散瘀，《本草拾遗》曰："主证癖血癥"，具有消炎止痛，用于癥瘕积聚，针对肾囊肿病史而用。

验案 13

董某某，男，75 岁，退休。2014 年 6 月 5 日初诊。

主诉：心前区疼痛间作 1 年余，加重 1 周。

现病史：患者 2013 年 4 月无明显诱因出现心前区疼痛，休息可缓解，未系统诊治，2014 年 3 月曾因疼痛加重于当地医院住院治疗，诊断为冠心病（稳定型心绞痛），心律失常（预激综合征，完全性右束支传导阻滞），心功能 III 级，经治症状好转出院。近 1 周无诱因疼痛症状再次加重，现症见心前区疼痛不适，服速效救心丸可缓解，伴胸闷、憋气，耳鸣如蝉，左下肢外侧蚁行感。口干，纳可，寐欠安，易醒，二便调。舌红，苔薄白，脉沉细。BP 100/60mmHg。

西医诊断：冠心病（稳定型心绞痛），心律失常（预激综合征，完全性右束支传导阻滞）。

中医诊断：胸痹心痛病（气虚血瘀证）。

治法：补肾固本，行气活血。

处方：绞股蓝 10g，炙鳖甲 30g（先煎），丹参 20g，续断 15g，枸杞子 15g，女贞子 20g，五味子 10g，茯苓 15g，枳壳 10g，厚朴 10g，佛手 10g，川芎 10g。7 剂，每日 1 剂，水煎服，每日早晚各 1 次，每次 150mL。

按语：

患者老年男性，肾气亏虚于下，精血渐衰，致心气不足，鼓动无力，血脉失于温运，痹阻不通，故而发为胸痹。胸阳不振，瘀血阻滞，故而出现心前区疼痛。血脉失于温运，故而出现下肢蚁行感，耳鸣如蝉，脉沉细，为肾气不足的表现。方中绞股蓝、炙鳖甲益肾健脾，涤痰软坚散结，祛除邪实；续断补肝肾、强筋骨；丹参、川芎活血化瘀；女贞子、枸杞子、五味子滋阴补肾温脾，阴阳双补；枳壳、佛手、厚朴行气化湿，活血而不伤正，湿去瘀亦除，气行血亦行。

验案 14

白某某，男，68岁，退休。2014年2月20日初诊。

主诉：胸闷气短间作3年，加重2个月。

现病史：患者3年前因胸闷气短于当地医院就诊，诊断为冠心病，并植入2枚支架。出院后规律用药，口服曲美他嗪、酒石酸美托洛尔、阿司匹林肠溶片，症状缓解。近2个月患者因情绪波动出现胸闷、心慌、气短再次加重，伴头晕、耳鸣，双下肢水肿，未诉心前区疼痛。纳可，寐安，大便调，夜尿4～5次/晚。舌红，苔白腻，脉沉细。BP 120/80mmHg。

西医诊断：冠心病（稳定型心绞痛，PCI术后）。

中医诊断：胸痹心痛病（脾肾亏虚、痰浊阻滞证）。

治法：益肾健脾，软坚散结。

处方：绞股蓝10g，炙鳖甲30g（先煎），当归10g，赤芍20g，丹参20g，郁金10g，远志10g，葶苈子10g，泽泻30g，五味子10g，女贞子10g，炙甘草6g，猪苓15g，地龙15g。7剂，每日1剂，水煎服，每日早晚各1次，每次150mL。

按语：

患者老年男性，既往冠心病PCI术后。AS与脾肾二脏不足，痰浊内生相关。患者胸闷、心慌气短随情绪波动改变，是肝气郁滞之象，耳鸣耳聋，为肝肾亏虚肝阳上亢。夜尿每晚4～5次、双下肢水肿皆为肾虚气化不利所致。结合舌脉，辨为脾肾亏虚、痰浊阻滞之证，治以益肾健脾、软坚散结，辅以滋肾疏肝养肝法。方中绞股蓝、炙鳖甲补气软坚散结，女贞子滋补肝肾，地龙通络，当归、赤芍、丹参、郁金益气养血活血、疏肝解郁，葶苈子利水，泽泻、猪苓利水渗湿，针对水肿症状而用，远志、五味子益气生津，补肾宁心。

验案 15

邢某某，男，80岁，退休。2013年3月21日初诊。

主诉：心前区不适间作10年余，加重1个月。

现病史：患者既往冠心病史10余年，平素心前区不适间断发作，近1个月症状加重，伴心慌、气短、左肩背部酸痛沉重，劳累后尤甚，双下肢轻度浮肿，未诉心前区疼痛、头晕头痛等不适。纳可，寐安，大便调，日1行。舌紫黯，苔白腻，脉弦细。

西医诊断：冠心病（稳定型心绞痛）。

中医诊断：胸痹心痛病（脾肾亏虚、痰瘀互结证）。

治法：益肾健脾，活血散结。

处方：绞股蓝 10g，炙鳖甲 30g（先煎），丹参 20g，川芎 10g，海藻 10g，女贞子 20g，旱莲草 15g，葶苈子 10g，猪苓 10g，泽泻 30g，肉苁蓉 10g，天冬 10g，炙甘草 6g。7 剂，每日 1 剂，水煎服，每日早晚各 1 次，每次 150mL。

按语：

本案患者证属脾肾阳虚、痰瘀互结，治以"益肾健脾，活血散结"。绞股蓝、炙鳖甲、海藻补气软坚散结，针对冠心病痰瘀内阻；丹参活血化瘀、通络，川芎为血中之气药，二者共同活血通络；女贞子、旱莲草滋补肾阴，肉苁蓉平补肾阴肾阳。若见下肢轻度浮肿，加葶苈子、猪苓、泽泻增强健脾利水渗湿的功效，减轻水肿，佐天冬滋阴润燥以防伤阴。现代药理表明泽泻可以降压降脂。

验案 16

张某某，女，75 岁，农民。2014 年 1 月 2 日初诊。

主诉：心前区不适间作 3 年余，加重 1 个月。

现病史：患者心前区不适间作 3 年余，2013 年 12 月因不适感加重于当地三甲医院入院治疗，诊为冠心病、心律失常、高血压病，经治疗症状好转出院。出院后规律服单硝酸异山梨酯片，症状控制尚可。近 1 个月无明显诱因患者心前区不适症状再次加重，伴胸闷、憋气，心前区疼痛，动则气短喘息。纳可，寐可，二便调。舌红，苔黄腻，脉沉细，脉结代。

既往史：高血压病史 35 年，未规律服药。

检查：2013 年 12 月 4 日于当地医院查心电图示窦性心律，偶发室上性早搏（期前收缩），中度 ST 段压低，非特异 ST-T 段异常。

西医诊断：冠心病，高血压病，心律失常。

中医诊断：胸痹心痛病（脾肾亏虚、痰浊阻滞证）。

治法：益肾健脾，软坚散结。

处方：绞股蓝 10g，炙鳖甲 30g（先煎），丹参 20g，当归 10g，海藻 10g，天冬

10g，瓜蒌皮 30g，知母 10g，川芎 10g，酸枣仁 30g，炙甘草 10g。14 剂，每日 1 剂，水煎服，每日早晚各 1 次，每次 150mL。

2014 年 1 月 16 日二诊：患者胸闷憋气较前缓解，心前区偶有不适，伴夜间口干，腰膝酸痛，双下肢水肿，周身乏力。纳可，寐差，大便干，日 1 行，小便涩。舌红，苔白腻，脉沉。

处方：绞股蓝 10g，炙鳖甲 30g（先煎），当归 10g，川芎 10g，丹参 20g，葶苈子 10g，猪苓 15g，泽泻 30g，车前草 30g，白茅根 30g，知母 15g，炙甘草 10g。7 剂，每日 1 剂，水煎服，每日早晚各 1 次，每次 150mL。

按语：

患者老年女性，阴气自半，脾肾渐衰，且高血压病程日久，久瘀入络，阻滞脉道。结合患者舌苔白腻，系脾胃运化功能受到影响，湿浊中阻。气血不充，心脏失于濡养，故而时有心前区疼痛症状；湿浊阻滞，患者会感到沉重憋闷，脾胃受损，气血生化乏源，动则气短喘息。治当以益肾健脾，涤痰软坚散结。绞股蓝、炙鳖甲以软坚散结；瓜蒌皮利气开郁，能导痰浊下行而奏宽胸散结之功；丹参、川芎活血祛瘀、行气开郁止痛。

二诊患者服药后胸闷、憋气及心前区不适症状均有所缓解，故继前用药。出现双下肢水肿，故加用猪苓、泽泻等药物以利水化湿；加车前子、白茅根清热利尿，清心经大热，治疗小便涩。

验案 17

吕某某，男，72 岁，退休。2012 年 11 月 15 日初诊。

主诉：心前区憋闷间作 2 年，加重 3 个月。

现病史：患者 2010 年 11 月在外行走期间突发心前区憋闷伴气短，遂于当地三甲医院急诊救治，诊断为冠心病（急性心肌梗死），植入支架 1 枚。术后偶感胸闷气短，至今不规律服用硝苯地平控释片、替米沙坦片、阿托伐他汀、单硝酸异山梨酯片、拜阿司匹林肠溶片。近 3 个月，患者无明显诱因自觉心前区憋闷症状加重，偶感心前区刺痛，伴气短、左侧胁肋胀满，口干喜温饮，平素性情急躁易怒。纳可，寐欠安，入睡困难，多梦，大便 3～4 日 1 行，质软。舌暗淡，苔黄腻，脉弦缓，脉结代。BP 145/92mmHg。

辅助检查：心电图示窦性心律，偶发室性早搏。

既往史：高血压病 2 年余，未规律监测血压。

西医诊断：冠心病（稳定型心绞痛，PCI 术后），高血压病，心律失常。

中医诊断：胸痹心痛病（气虚血瘀、痰浊阻滞证）。

治则：益气活血，软坚散结。

处方：绞股蓝 10g，炙鳖甲 30g（先煎），丹参 30g，茯苓 10g，麦冬 15g，女贞子 20g，前胡 10g，防己 10g，茵陈 30g，苦参 15g，刺五加 15g，当归 10g，酸枣仁 30g，紫石英 15g，地龙 15g，泽泻 30g。7 剂，每日 1 剂，水煎服，每日早晚各 1 次，每次 150mL。

按语：

患者自 2010 年行 PCI 术后未规律服用药物治疗，术后虽恢复闭塞冠脉血流，但日久形成的痰浊瘀血仍痹阻胸阳、阻塞心脉，又因患者年迈体虚，时有气短，平素急躁易怒。辨证辨病处方，炙鳖甲滋阴潜阳、软坚，加绞股蓝补脾益气软坚；麦冬、女贞子益气生津、滋阴降火。气为血帅，气不足无以运化血行，以致血行不畅，心胸憋闷刺痛，予以丹参、当归养血活血，地龙活血通络。患者自述睡眠不佳，不易入睡且睡后易醒，睡眠时间短，故予以紫石英重镇安神定悸，茯苓宁心安神，刺五加益气安神，酸枣仁养血安神。针对心律失常症状，加用前胡、苦参等。现代药理学研究表明，前胡提取物能增加冠脉血流量，但又不影响心率及心肌收缩力，故予以患者缓解心脉痹阻的症状。心与小肠相表里，茯苓、泽泻利水清热、利小便减轻心脏负担，减轻患者气短心律不齐的症状。防己对心肌有保护作用，可扩张冠脉血管，增加冠脉流量，有一定降压作用，且能抗血小板聚集。现代药理研究，苦参有抗心律失常、抗心肌缺血的作用，用以缓解患者心律失常症状。

验案 18

王某某，男，48 岁，工人。2012 年 12 月 6 日初诊。

主诉：心前区疼痛伴气短间作 10 余年，加重 1 周。

现病史：患者 10 年前突发胸痛，就诊于当地医院，诊断为心肌梗死，植入 1 枚支架。2012 年 3 月查冠脉造影提示支架内再狭窄。分别于前降支植入 1 枚支架，回旋支植入 4 枚支架，右冠植入 2 枚支架。至今规律口服阿司匹林肠溶片，酒石酸美托洛尔，硫酸氯吡格雷，氟伐他汀片。现患者胸闷、憋气、气喘间作，活动后尤甚，未诉心前区明显疼痛症状，伴咳嗽咳痰，色白量多，口干喜热饮，心烦易怒。纳可，寐欠安，二便调。舌淡暗，苔白腻，脉缓、无力。BP 127/90mmHg。

个人史：父母心血管病史。

辅助检查：2012年3月于当地医院查冠脉造影示左主干末端90%狭窄，前降支近端原支架处可见内膜增生，支架近端、远端可见85%狭窄，回旋支中远段病变75%～90%，右冠动脉硬化斑块导致85%狭窄。

西医诊断：冠心病（稳定型心绞痛，PCI术后）。

中医诊断：胸痹心痛病（脾肾亏虚、瘀血阻滞证）。

治法：益肾健脾，活血化瘀。

处方：绞股蓝10g，女贞子20g，赤芍20g，丹参20g，白芍20g，五味子10g，枸杞子20g，防己10g，制首乌5g，山萸肉10g，炙甘草6g，海藻15g，炙鳖甲30g（先煎）。7剂，每日1剂，水煎服，每日早晚各1次，每次150mL。

按语：

患者前后植入多枚支架仍不能改善心前区疼痛及气短症状，系PCI术后虽清除了部分"标"（贯通血脉），但未从根本上治疗"本"（濡养心肌，维持功能），因此，针对此患者当深入地审证求因以切中证治要点。患者年近半百，胸痛、气短的症状出现已有10余年，《黄帝内经》云："年过四十，阴气自半"，指出各种中年以后发病率明显上升的疾病多与肾精不足相关；且该患者父母均有心血管病史，提示从遗传禀赋方面来看该患者即有冠心病的易感性。基于中医对于遗传禀赋的认识，对此患者应从先天之本论治。本案胸痹之病为脾肾虚损，肾为先天之本，脾为后天之本，二脏虚损而致气血虚衰；其病机为本虚标实，痰瘀互结，治法进一步以益肾健脾、软坚散结标本同治以延缓动脉粥样硬化。方中绞股蓝益气健脾，炙鳖甲、海藻软坚散结，以阻抑胸痹进程；女贞子、五味子、山茱萸、枸杞子、制首乌滋补肝肾，扶正固本；又因患者病久，久病入络，故以赤芍、丹参活血化瘀止痛；佐以芍药甘草汤养血敛阴、缓急止痛以养阴育心。防己利水止痛，现代药理研究，粉防己碱有抗炎作用，对心肌有保护作用，能扩张冠状血管，增加冠脉流量，同时还能抑制血小板的聚集。

二、心为本体，"益肾健脾、育心保脉法"预防冠心病

阮教授认为，在冠心病稳定期康复阶段，养心育心显得尤为重要，因此提出"益肾健脾、育心保脉法"预防冠心病，以养心阴、育心阳、保护动脉内膜，主要组方为：党参 15g，淫羊藿 10g，肉苁蓉 12g，炙鳖甲 30g（先煎），海藻 10g，枸杞子 15g，茯苓 10g，女贞子 15g，虎杖 10g，泽泻 25g，或加白及 6g。方中党参补气；淫羊藿、肉苁蓉补肾阳、益精血；炙鳖甲、海藻咸寒软坚，现代药理表明可以预防血管老化、维持血管弹性；女贞子、枸杞子现代药理表明可以降脂、抗凝、增强免疫、抗血小板，起到保脉功效；虎杖功效养心育心；茯苓补脾利水；泽泻利水渗湿，现代药理表明可以降压降脂；现代药理表明白及可以促进内皮细胞生长。加减用药方面，可加锁阳增加补肾功效；增加养心育心功效，加用瓜蒌、桂枝、荷叶，不单是养护心脏，更要培育心脏本身功能；增加保护血管内皮功效，可加保脉药物绞股蓝、灯盏花、银杏叶、徐长卿。

验案 1

付某某，女，75 岁，退休。2013 年 4 月 25 日初诊。

主诉：心前区不适感间作 6 年，加重半个月。

现病史：2007 年 3 月 10 日因突发心前区疼痛就诊于当地医院，诊断为冠心病并植入支架 2 枚，出院后规律口服曲美他嗪、酒石酸美托洛尔、阿司匹林肠溶片，期间心前区不适间断发作。半月前无明显诱因心前区不适症状加重，伴压迫感，胸闷，气短，周身乏力，背部畏寒喜暖，盗汗，下肢麻木感，咳痰色黄，偶有头晕头痛，双下肢轻度水肿。舌红，苔白腻，脉弦数。BP 130/80mmHg。

西医诊断：冠心病（稳定型心绞痛，PCI 术后）。

中医诊断：胸痹心痛病（脾肾亏虚、痰浊阻滞证）。

治法：益肾健脾，软坚散结。

处方：党参 15g，淫羊藿 10g，山萸肉 10g，巴戟天 10g，五味子 18g，丹参 20g，赤芍 20g，绞股蓝 10g，女贞子 10g，炙甘草 6g。7 剂，每日 1 剂，水煎服，每日早晚各 1 次，每次 150mL。

按语：

患者老年女性，肾精渐亏，不能化生濡养五脏，脾虚痰生，聚于血脉，痰浊内生，动脉粥样硬化逐渐形成，虽行支架术仍有心前区不适，且伴有背部畏寒，头晕刺痛，偶有胸闷，自觉乏力，病症结合辨证为脾肾亏虚，痰浊阻滞证，治以益肾健脾、软坚散结。方中以淫羊藿、山萸肉、巴戟天之品补肾阳、益精血；绞股蓝益气健脾；女贞子现代药理表明可以降脂、抗凝、增强免疫、抗血小板，以筑动脉内膜之藩篱，起到"保脉"功效；党参、五味子益气敛阴，养心育心；丹参、赤芍活血化瘀。

验案 2

高某某，男，81 岁，退休。2013 年 5 月 23 日初诊。

主诉：胸闷、憋气间作 2 年余，加重 1 周。

现病史：患者胸闷憋气间作 2 年余，劳累后尤甚，近 1 周无明显诱因症状加重，伴心慌气短，背部沉重感，双下肢轻度浮肿。纳少，寐安，大便干，2～3 日 1 行。舌暗红，苔薄白，脉弦细。

辅助检查：2011 年 4 月 13 日于当地医院查冠脉 CTA 示①右冠近段中－重度狭窄，左前降近段 50% 狭窄；②冠状动脉单支起源异常，圆锥支单独开口于右窦。

西医诊断：冠心病（稳定型心绞痛）。

中医诊断：胸痹心痛病（心肾阳虚、痰浊阻滞证）。

治则：温补阳气，软坚散结。

处方：绞股蓝 10g，炙鳖甲 30g（先煎），丹参 20g，赤芍 20g，红花 6g，女贞子 20g，山萸肉 10g，巴戟天 10g，淫羊藿 10g，党参 15g，五味子 10g，砂仁 3g。7 剂，每日 1 剂，水煎服，每日早晚各 1 次，每次 150mL。

2013 年 5 月 30 日二诊：患者药后胸闷、憋气症状缓解，活动后仍偶发，伴晨起周身疼痛、口干欲饮，右耳听力减退，视物模糊。纳少，寐安，二便调。舌红，苔薄白，脉弦细。

处方：瓜蒌 30g，天冬 10g，五味子 10g，丹参 20g，赤芍 20g，川芎 10g，茯苓 15g，海藻 10g，女贞子 20g，山萸肉 15g，党参 15g，知母 10g，炙甘草 6g。7 剂，每日 1 剂，水煎服，每日早晚各 1 次，每次 150mL。

2013 年 6 月 6 日三诊：患者近日因劳累自觉活动后胸闷、憋气症状加重，周身不适缓解，仍口干，偶有心慌，上楼时喘息难耐，未诉心前区疼痛、头晕等不适。纳谷不馨，寐尚安，二便调。舌红，苔薄，脉弦。

处方：绞股蓝 10g，炙鳖甲 30g（先煎），丹参 30g，五味子 10g，女贞子 20g，海藻 15g，夏枯草 15g，茯苓 10g，制首乌 5g，炙甘草 6g。7 剂，每日 1 剂，水煎服，每日早晚各 1 次，每次 150mL。

2013 年 6 月 20 日四诊：药后症减，遂自行于当地医院取药继续服用 1 周，药后憋气明显好转，活动后仍有胸部闷痛，伴周身疲乏，夜间偶有口干欲饮。纳可，寐安，二便调，舌红，苔薄白，脉弦细。

处方：绞股蓝 10g，炙鳖甲 30g（先煎），茯苓 10g，天冬 10g，五味子 10g，丹参 20g，赤芍 20g，女贞子 20g，枸杞子 15g，桑寄生 15g，炙黄芪 20g，炙甘草 6g。7 剂，每日 1 剂，水煎服，每日早晚各 1 次，每次 150mL。

按语：

本案患者年迈体虚，胸闷气短，动则而甚，且双下肢水肿，究其病机，辨证属心脾肾阳气亏虚，肾之元阳为一身阳气根本，肾阳虚衰不能温煦，可致胸阳不振，则痰浊瘀血内生而发为胸痹。故初期温补阳气、软坚散结以缓解症状。方中绞股蓝、鳖甲软坚散结，巴戟天、淫羊藿、山萸肉温补肾阳，党参、女贞子、五味子益气养阴，丹参、赤芍、红花活血祛瘀，砂仁健脾和胃。上药共奏温补阳气、健脾软坚的功效，从根本上治疗胸痹。

二诊，患者仍有活动后胸闷憋气等不适，并见口干欲饮、舌红等一派阴伤之象，故去巴戟天、淫羊藿等温补肾阳之品，用瓜蒌清热涤痰、宽胸散结，川芎行气活血，天冬、知母增加滋阴功效，共用以养心育心。

三诊，患者因劳累胸闷憋气症状加重，偶有心慌，无心前区疼痛，上楼时喘息难耐，故继用初诊时方子为基础，急则治标，加大软坚散结的功效，增加夏枯草清肝、散结、利尿，茯苓健脾利水消肿，制首乌补肝肾、强筋骨、填精益髓。

四诊，患者药后症减，憋气明显好转，缓则治本，慢病缓服久服，减少软坚散结药物海藻、夏枯草，桑寄生、枸杞子、炙黄芪增加补肾益气的功效，加赤芍清热凉血，加用枸杞子、女贞子、炙黄芪育心保脉，稳固病情。

验案 3

唐某某，男，67 岁，退休。2013 年 12 月 12 日初诊。

主诉：胸闷、憋气间作半年余。

现病史：患者 2013 年 6 月因胸闷、憋气就诊于当地医院，诊断为冠心病并植入支架 2 枚。术后规律服用阿司匹林肠溶片、硫酸氢氯吡格雷片、单硝酸异山梨酯片。现胸闷、憋气症状明显，伴气短，晨起口干口苦，纳可，寐安，大便干，小便可。舌紫黯，苔薄白，脉弦细。BP 130/80mmHg。

西医诊断：冠心病（不稳定型心绞痛，PCI 术后）。

中医诊断：胸痹心痛病（脾肾亏虚、痰浊阻滞证）。

治则：益肾健脾，软坚散结。

处方：绞股蓝 10g，炙鳖甲 30g（先煎），丹参 20g，女贞子 20g，枸杞子 15g，知母 15g，钩藤 10g，瓜蒌 30g，天冬 10g，荷叶 15g，炙甘草 6g。7 剂，每日 1 剂，水煎服，每日早晚各 1 次，每次 150mL。

2013 年 12 月 20 日二诊：药后胸闷症状好转，仍自觉憋气，气短，劳累后尤甚，善太息，口干口苦，未诉心前区疼痛等不适，纳可，寐欠佳，多梦。舌暗红，苔薄白，脉弦细。

处方：炙黄芪 30g，天冬 10g，五味子 10g，丹参 20g，绞股蓝 10g，百合 30g，玄参 20g，枳壳 10g，木香 10g，制首乌 5g，焦麦芽 20g，生龙齿 30g，炙甘草 10g，焦山楂 20g，焦神曲 20g。7 剂，每日 1 剂，水煎服，每日早晚各 1 次，每次 150mL。

按语：

患者老年男性，PCI 术后仍感胸闷憋气，系冠脉血运重建后心肌血供不平衡之故。阻塞脉道的痰浊瘀血虽已去除，但患者仍属脾肾亏虚。阴虚津亏，出现口干口苦、大便干症状，舌紫黯为瘀血之象。方中炙鳖甲、绞股蓝软坚散结，天冬、女贞子、枸杞益肾滋阴，丹参活血养心，知母、荷叶清热生津。现代药理研究显示女贞子、枸杞子降脂、抗凝、增强免疫、抗血小板聚集，起到保脉功效。

肾为先天之本，脾胃为后天之本，阮教授主张通过调节脾肾功能，鼓动人体正气，以祛邪外出。故二诊中炙黄芪、绞股蓝益气健脾；五味子益肾敛阴与制首乌共奏养心安神之效。又患者胸闷、善太息，予枳壳、木香行瘀阻之气，焦三仙健脾消食导滞，生龙齿镇静安神，甘草调和诸药之性。

验案 4

李某某，女，73 岁，退休。2014 年 6 月 5 日初诊。

主诉：心前区疼痛间作 10 年余，加重半年。

现病史：患者 10 年前无明显诱因出现心前区疼痛症状，休息可缓解，未系统诊治。2013 年 12 月 19 日下午患者于家中突发意识丧失，由家人送至当地医院抢救。急查心电图示：心室颤动，遂行心肺复苏术及电除颤。恢复意识后，查冠状动脉造影示：前降支近段次全闭塞，于前降支植入支架 1 枚，术后症状平稳出院。至今胸骨后隐痛伴背痛间作，近半年加重，每日均有发生，服用速效救心丸 8 粒后可缓解，时有心慌憋气，周身乏力，左侧头部麻木。纳可，寐欠安。舌红，苔白，脉沉弦。BP 140/75mmHg。

既往史：高血压病史 13 年，现血压控制在 140/70mmHg 左右；糖尿病史 13 年，现空腹血糖控制在 6mmol/L 左右。

辅助检查：近日查心电图示窦性心律，广泛 T 波低平。心脏彩超示主动脉硬化，左室壁节段性运动异常，主动脉瓣钙化，三尖瓣轻度反流，左室舒张功能减低。肌酸激酶（CK）、肌酸激酶同工酶（CK-MB）、肌钙蛋白 T（cTnT）均正常。

西医诊断：冠心病（稳定型心绞痛，PCI 术后）。

中医诊断：胸痹心痛病（脾肾亏虚、痰浊阻滞证）。

治法：益肾健脾，软坚散结，育心保脉。

处方：瓜蒌 30g，桂枝 6g，天冬 10g，五味子 10g，丹参 20，炙鳖甲 30g（先煎），绞股蓝 10g，枸杞子 15g，钩藤 10g，葶苈子 10g，泽泻 30g，前胡 10g，炙甘草 10g。7 剂，每日 1 剂，水煎服，每日早晚各 1 次，每次 150mL。

2014 年 6 月 12 日二诊：服药后胸痛次数减少，程度较前减轻，仍周身乏力。舌脉同前。

处方：续断 15g，天冬 10g，川芎 10g，丹参 20g，炙鳖甲 30g（先煎），绞股蓝 15g，刺五加 15g，枸杞子 15g，前胡 10g，瓜蒌 30g，葶苈子 10g，防己 10g，黄连 10g，知母 15g，泽泻 30g，海藻 10g。7 剂，每日 1 剂，水煎服，每日早晚各 1 次，每次 150mL。

药后再诊，症状平稳，未发胸痛，见效守方，继服 14 剂。

按语：

本案患者年过七旬，脾肾渐衰，又 PCI 术后，耗伤气血，正气亏虚于内，表现为周身乏力、脉沉弦等症；PCI 术虽贯通闭塞血管，挽救心肌，但日久形成的痰浊瘀血仍痹阻胸阳阻塞心脉，表现为胸骨后隐痛伴背痛间作、心慌憋气，舌苔白等症；扰及心神，则见夜寐欠安。故辨证为脾肾亏虚、痰浊阻滞证。阮教授基于"心—脾—肾三脏一体观"治疗冠心病，认为脾肾亏虚为本，渐生痰瘀为标，痰瘀日久，阻塞心脉，失于濡养，治以益肾健脾，软坚散结，育心保脉。

首诊以软坚散结祛除实邪为主，方中绞股蓝、炙鳖甲、丹参为软坚散结、活血祛瘀之意，其中炙鳖甲咸寒，"善能攻坚，又不损气"（《本草新编》）。天冬、五味子养阴润燥，益气生津，补肾宁心，枸杞滋肝肾之阴，平补肾精，上三味共奏滋补肾阴之效。瓜蒌利气开郁，能导痰浊下行而奏宽胸散结之功，桂枝温通经脉，以养心育心。钩藤清热平肝，现代药理研究显示其具有降压作用。葶苈子、泽泻利水渗湿消肿，前胡降气化痰，改善心脏功能。炙甘草补脾益气，调和诸药。

二诊症状好转，仍有周身乏力，减少温通滋阴药物，加续断、刺五加以补肝肾强筋骨，增加软坚散结药海藻及活血行气药川芎以行气消瘀散结，加黄连、知母滋阴清热，防诸药过于温燥。全方充分体现了阮教授"心—脾—肾"三脏同调治疗冠心病的思路。

验案 5

潘某某，女，56 岁，退休。2013 年 4 月 11 日初诊。

主诉：胸闷伴背部不适感间作 2 年余，加重 2 个月。

现病史：患者于 2 年前无诱因出现胸闷伴背部不适，于当地医院就诊，查冠脉造影诊断为"冠心病"，未规律服药。近 2 个月每于劳累或情绪激动时出现胸闷、气短、乏力汗出，可放射至左肩背部。伴头晕、口干口苦、眼干涩疲劳，腰及下肢畏寒沉重，双下肢无力，足跟疼痛。纳可，寐欠安，多梦，二便调。舌红，苔薄腻，脉沉细。BP 110/75 mmHg。

西医诊断：冠心病（稳定型心绞痛）。

中医诊断：胸痹心痛病（脾肾亏虚、血脉失和证）。

治则：益肾健脾，育心保脉。

处方：瓜蒌皮 30g，天冬 10g，五味子 10g，当归 10g，白芍 20g，女贞子 20g，旱莲草 15g，葶苈子 10g，泽泻 30g，车前草 30g，制首乌 5g，绞股蓝 10g，白术 15g，炙甘草 30g，丹参 20g。7 剂，每日 1 剂，水煎服，每日早晚各 1 次，每次 150mL。

按语：

心主血脉功能失调是造成气滞血瘀、心脉痹阻、脉道不利，日久发展为动脉粥样硬化的关键因素。本案患者以胸闷伴背部不适感为主诉就诊，劳累或情绪激动时出现胸闷、气短、乏力汗出，可放射至左肩背部，是为心主血脉功能失调所致。双下肢无力，伴足跟疼痛，腰及下肢沉重畏寒，为肾阳肾精不足失于温煦，兼有寐欠安，为心神失养之故，辨证为脾肾亏虚，血脉失和，遂治以益肾健脾、育心保脉。方中制首乌、女贞子、旱莲草滋补肾阴；白芍、丹参、当归相伍，生血、活血，以求与"心生血"之理紧紧相扣，酌加白术、炙甘草健脾，以求化血之源；绞股蓝素有可益虚抗衰，已被现代药理学研究证实，可明显提高心肌细胞代谢水平，增强其自身抗缺血能力，于本病本方而言，是养心育心，着眼心之本体的重要体现。生脉饮补气养阴，改善胸闷气短症状，葶苈子、泽泻、车前草、清热利湿减轻双下肢水肿。

验案 6

李某某，男，57 岁，退休。2013 年 10 月 17 日初诊。

主诉：胸闷憋气间作 1 年余。

现病史：患者 1 年前于因胸闷、憋气就诊于当地医院，诊断为扩张型心肌病，经治症状缓解，后未规律诊治，至今胸闷憋气间作，劳累及睡眠不足时易加重，未诉明显胸痛，时头晕头胀，时口干口苦。纳可，寐差易醒，二便调。舌暗红，苔白腻，脉弦。BP 130/80mmHg。

西医诊断：扩张型心肌病。

中医诊断：胸痹心痛病（脾肾亏虚、阴虚火旺证）。

治法：益肾健脾，滋阴清热。

处方：绞股蓝 10g，炙鳖甲 30g（先煎），丹参 30g，淫羊藿 10g，肉苁蓉 15g，沙苑子 10g，赤芍 20g，玄参 20g，葛根 10g，酸枣仁 30g，合欢皮 10g，牡丹皮 15g，炙甘草 6g。7 剂，每日 1 剂，水煎服，每日早晚各 1 次，每次 150mL。

按语：

本例中患者为扩张型心肌病，为心脏结构改变的心之本体受损。探析病机，辨证为脾肾亏虚、阴虚火旺证。脾阳亏虚则运化水湿功能乏力，湿浊内阻、气郁不舒可见憋气胸闷，苔腻等症；肾阳亏虚，水不涵木，肝肾阴亏，肝阳上扰，发为头晕、头胀，脉象见弦脉；阳亢则热，肝热内扰则见寐差易醒，口干口苦。治以益肾健脾、滋阴清热。方中绞股蓝益气健脾，炙鳖甲滋阴潜阳，淫羊藿、肉苁蓉、沙苑子滋补肝肾；丹参、赤芍、玄参滋阴清热；合欢皮、酸枣仁宁心安神；佐葛根生津止渴；炙甘草甘温益气，通经脉，利血气，缓急养心。

验案 7

徐某某，男，62 岁，退休。2014 年 1 月 16 日初诊。

主诉：陈旧性心肌梗死病史 2 个月。

现病史：患者于 2013 年 11 月 7 日体检查心电图示病理性 Q 波，遂于当地医院住院治疗，查冠脉造影，建议行冠脉搭桥术，患者拒绝。为求保守治疗遂来就诊。现症见：手脚麻木，未诉明显心慌、胸闷、憋气、心前区疼痛等不适。纳可，寐安，二便正常。唇紫，舌淡嫩，苔薄，边齿痕，脉沉缓。BP 140/90mmHg。

辅助检查：2013 年 11 月 7 日于当地医院查心电图示 II、III、aVF、$V_2 \sim V_6$ 导联呈 qRs 型或 QRs 型或 QS 型，T 波低平。心脏彩超示冠心病、左室前壁心肌梗死、左室心尖部室壁瘤、左室舒张功能减低。冠脉 CTA 示冠状动脉粥样硬化改变，多发散在粥样硬化斑块形成，双支病变，前降支近段局限性狭窄，回旋支中段节段性狭窄可能性大。

西医诊断：冠心病。

中医诊断：胸痹心痛病（气虚血瘀证）。

治法：益气活血，补肾软坚。

处方：银杏叶 10g，绞股蓝 10g，海藻 10g，丹参 20g，赤芍 20g，牡丹皮 15g，槐花 10g，女贞子 20g，旱莲草 15g，制首乌 5g，泽泻 30g，鸡血藤 15g，知母 15g，葛根 15g，炙甘草 10g。7 剂，每日 1 剂，水煎服，每日早晚各 1 次，每次 150mL。

按语：

本病患者陈旧性心肌梗死，未见明显不适症状，然中医学认为动脉粥样硬化斑块属于痰浊血瘀之物，斑块破裂造成的急性心血管事件可以导致脉道闭塞、气血运行不畅、心肌筋脉等失于温养之证，故患者出现手脚麻木。方中丹参、赤芍、牡丹皮、鸡血藤、银杏叶，活血行气，凉血化瘀，使气行血行，气行则滞消，滞消则痰化，从而消除病理产物，使脉道通利；制首乌、女贞子、旱莲草滋阴补肾，同时制首乌具有抗衰老、降血脂及抗动脉粥样硬化的作用；海藻味咸，入肾经，软坚散结；绞股蓝味甘苦、性寒，入脾经，能益气健脾化痰，滋先天益后天；瘀久化热，槐花、知母、葛根滋阴清热，现代药理研究显示，葛根总黄酮能扩张冠脉血管和脑血管，增加冠脉血流量和脑血流量，降低心肌耗氧量，增加氧供应；泽泻利水渗湿泄热，使邪热从小便出。

三、气血为根，"益气养阴法"治疗冠心病

阮教授认为，胸痹发生与中青年时期饮食不当、劳倦所伤、七情失调等而损伤脾胃、耗伤心血，及老年时期年迈体虚、脾肾亏虚相关，形成血瘀、痰浊、气滞、阴寒等病理因素痹阻心脉，故本虚标实之证居多。心主身之血脉，气为血帅，血为气母，气行则血行，气与血二者相互依存互生，若心气不足、心阳虚衰，则运血无权，无以濡养五脏及四肢百骸，此阶段病机属于"气阴两虚证"，治以益气养阴。益气药调节机体整体气机，以促血行，疏通痹阻之血脉，改善微循环，心肌供氧耗氧达到平衡；养阴以生津扶正，津液得复则失养之心脉得濡润，改善心肌缺血缺氧。据此理论研制"651"丸，组成为桂枝、党参、麦冬、五味子、生地黄、阿胶、龟板、炙甘草、红枣、鸡血藤。方中以炙甘草、党参补心气，桂枝、鸡血藤通阳活络，麦冬、五味子、生地黄、阿胶、龟板以养阴补血，全方通心阳、养阴血。

随着焦虑、抑郁在心血管疾病中的发病比例增高，情志因素成为冠心病诱发的又一关键因素，特别是女性围绝经期的生理特点，易产生肝气郁结、气虚血瘀等证候表现，对于女性冠心病患者阮教授重视调畅气机与滋阴养血，认为气血和畅则百病不生，常用四物汤滋养阴血，酌加焦三仙顾护脾胃，以先安未受邪之地。

验案 1

王某某，女，70 岁，退休。2013 年 10 月 31 日初诊。

主诉：活动后气短间作 3 年余。

现病史：患者 3 年前因胸闷于当地医院就诊，诊断为冠心病并植入 2 枚支架。术后气短间作，活动后尤甚，伴喘息、神疲乏力，偶有胸痛，自服硝酸甘油可缓解。平素畏寒，小腹胀满发凉，四肢厥冷，口干口苦，有痰难咯。纳差，脘腹胀满，大便困难，寐欠安，服用艾司唑仑片辅助睡眠。舌暗紫，苔薄白，脉沉细。BP 110/80mmHg。

西医诊断：冠心病（稳定型心绞痛，PCI 术后）。

中医诊断：胸痹心痛病（气阴两虚证）。

治则：益气养阴。

处方：党参 15g，麦冬 10g，知母 15g，白芍 20g，淫羊藿 15g，肉苁蓉 15g，丹参 20g，制首乌 5g，川芎 10g，木香 10g，番泻叶 3g，火麻仁 15g，合欢花 10g，砂仁 6g。7 剂，每日 1 剂，水煎服，每日早晚各 1 次，每次 150mL。

2013 年 11 月 7 日二诊：药后乏力、口苦好转，仍胸闷、憋气、气短、活动后明显，四肢发凉。近日小腹坠胀，矢气频作，大便干，日 1 行。纳可，寐安，夜尿 4 次 / 晚。舌紫黯，苔薄白，脉沉细。BP 140/80mmHg。

处方：绞股蓝 10g，炙鳖甲 30g（先煎），丹参 20g，当归 10g，女贞子 20g，远志 10g，石菖蒲 10g，知母 15g，制首乌 5g，火麻仁 20g。7 剂，每日 1 剂，水煎服，每日早晚各 1 次，每次 150 毫升。

2013 年 11 月 14 日三诊：药后胸闷心慌、憋气缓解，背部偶有疼痛，伴头晕，燥热，食后胃脘胀满，腰酸腿疼，手足逆冷，口干口苦。纳差，寐欠安，多梦，大便无力，夜尿 4 ~ 5 次 / 晚。舌暗紫，苔薄白，脉沉细。BP 130/80mmHg。

处方：瓜蒌 30g，麦冬 10g，当归 10g，丹参 20g，赤芍 15g，板蓝根 10g，炙鳖甲 30g（先煎），女贞子 20g，知母 15g，制首乌 5g，泽泻 30g，火麻仁 10g，炙甘草 6g。7 剂，每日 1 剂，水煎服，每日早晚各 1 次，每次 150mL。

2013 年 11 月 21 日四诊：药后仍有喘息，心前区满闷不舒，余症同前。舌暗，苔黄腻，脉沉。BP 110/80mmHg。

处方：瓜蒌 30g，天冬 10g，荷叶 15g，当归 10g，丹参 20g，绞股蓝 10g，炙鳖甲 30g（先煎），制首乌 5g，知母 15g，葶苈子 10g，泽泻 30g，吴茱萸 5g，枳壳 10g，火麻仁 10g，酸枣仁 30g，炙甘草 6g。7 剂，每日 1 剂，水煎服，每日早晚各 1 次，每次 150mL。

2013 年 11 月 28 日五诊：患者喘息好转，近 1 周未发心绞痛，胁肋部胀痛不适，少腹冷痛，腹胀，周身乏力，口干口苦，舌脉同前。BP 130/80mmHg。

处方：瓜蒌 30g，天冬 10g，葶苈子 10g，泽泻 30g，当归 10g，丹参 20g，绞股蓝 10g，制首乌 5g，浙贝母 15g，煅牡蛎 30g，炒莱菔子 10g，枳壳 10g。7 剂，每日 1 剂，水煎服，每日早晚各 1 次，每次 150mL。

2013 年 12 月 19 日六诊：服药后症状减轻。现偶有胸闷憋气、心慌，胆怯易惊，食后胃脘胀满缓解，时反酸，两胁肋胀痛，手足欠温。纳欠佳，寐欠安，舌红苔薄白，脉沉。BP 125/86mmHg。

处方：桑寄生 15g，续断 15g，瓜蒌 30g，当归 10g，丹参 20g，绞股蓝 10g，制首乌 5g，吴茱萸 5g，黄连 15g，酸枣仁 30g，焦三仙（焦山楂、焦神曲、焦麦芽）各 10g，炙甘草 6g。7 剂，每日 1 剂，水煎服，每日早晚各 1 次，每次 150mL。

按语：

本案初期患者活动后气短，伴喘息，偶有胸痛，舌暗紫，苔薄白，脉沉细，为气阴两虚，血不养心之证。治以益气养阴，主方以"651"丸为基础，方中党参、麦冬、知母益气养阴，知母、白芍养血活血；淫羊藿、肉苁蓉、制首乌温补肾阳；川芎、合欢花行气活络止痛，木香、砂仁理气健脾，助番泻叶、火麻仁利水通便，补养先天之本以助气血化生。

二诊患者服药后，症状较前好转，PCI 术后虽清除了部分"标"，但不能从根本上治疗"本"，故胸痹之病因为脾肾虚损，肾为先天之本，脾为后天之本，二脏虚损而致气血虚衰；其病机为本虚标实，痰瘀互结，治法进一步以益肾健脾、软坚散结标本同治以延缓动脉粥样硬化，阳气不振则发为胸闷憋气，遂用绞股蓝益气健脾、清热解毒，炙鳖甲滋阴潜阳、软坚散结；当归助麻仁活血通便；菖蒲远志合用理气解郁，宁心安神；女贞子滋补肝肾。

三诊仍余胸闷等症，在上述治法基础上加以补养心血药物以改善心脏功能、维持心肌对氧耗的供需平衡。见心慌、苔白腻、夜寐多梦、脉数等一派痰热之象，故用瓜蒌清热涤痰、宽胸散结；赤芍清热凉血；板蓝根清心胸之热；泽泻利水渗湿；炙甘草甘温益气。

四诊患者心慌、脉数症减，故去板蓝根，亦见口干加荷叶；心前区满闷不舒，加枳壳理气宽中、行滞消胀；胃脘部偶疼痛加吴茱萸理气止痛；重用酸枣仁以宁心安神。

五诊患者前症均好转，现症见心慌、胆怯易惊，为心胆气虚。方用桑寄生、续断滋补肝肾，黄连清心火，焦三仙顾护脾胃，寓意"先安未受邪之地"。

六诊患者服药后诸症好转，故继前方益气健脾软坚散结之大法服药治疗。

案中三诊至六诊以益肾健脾、育心保脉为主要治法，在慢性疾病恢复阶段重康复、重养护。本案患者年过七旬，因冠心病植入支架2枚术后3年，仍正气亏虚于内、又伴发痰瘀等病理因素。初期以益气养阴改善胸痹心痛症状、改善心肌供血维持功能；中期益肾健脾软坚散结以治病求本，本于脾肾二脏的先后天之本功能，本于动脉内膜受损是动脉粥样硬化发生发展环节；后期养心育心，本于心之本体，维护心脏本身后期康复的功能，同时顾及女性以血为用的生理特点，将"治病必求于本"和"心脾肾三脏同调治观"贯穿整个治疗过程中。

验案2

李某某，女，60岁，农民，2013年11月28日初诊。

主诉：心前区疼痛间作1年，加重1周。

现病史：患者1年前无明显诱因出现心前区疼痛症状，伴后背疼痛、心悸、胸闷、气短。就诊于当地医院，经治症状稍有缓解。1年来间断发作，1周前上述症状加重，伴头痛，以颠顶及前额为甚，腰酸腰痛，四肢关节疼痛不适，平素畏寒，呃逆时作。纳差，寐欠安，夜尿频，2～3次/晚，大便可，每日2次。舌淡胖，苔薄黄、干裂，脉沉细。BP 120/80mmHg。

辅助检查：2013年8月21日于当地三甲医院查冠脉造影示冠脉三支病变，累及前降支、回旋支及右冠。

西医诊断：冠心病（稳定型心绞痛）。

中医诊断：胸痹心痛病（气阴两虚证）。

治法：益气养阴。

处方：绞股蓝10g，炙鳖甲30g（先煎），丹参20g，当归10g，制首乌5g，生山楂15g，女贞子20g，五味子10g，降香10g，苍术15g，川芎10g，杏仁10g，白豆蔻3g，百合20g，牡丹皮15g。7剂，每日1剂，水煎服，每日早晚各1次，每次150mL。

按语：

本案患者心前区及后背疼痛，心悸，胸闷，气短，舌淡胖干裂，脉沉细，为气阴两虚之证。又患者年过半百，气阴自半，肾气渐衰，肾阳虚衰则不能鼓动五脏之阳，引起心气不足或心阳不振，血脉失于阳之温煦、气之鼓动，则气血运行滞涩不畅，无以濡养肢体筋肉，不荣则痛。肾阴亏虚，则不能滋养五脏之阴，故治以益气养阴。方中绞股蓝、炙鳖甲软坚散结，当归、丹参、牡丹皮益气养血活血，五味子益气生津；首乌、女贞子滋补肝肾，苍术、杏仁、白豆蔻润肺化湿，降香、川芎行气解郁。现代药理研究显示生山楂能增加心脏的收缩力，增加心脏的输出量，有抗心律失常作用。

验案 3

杨某某，男，70 岁，退休，2013 年 9 月 5 日初诊。

主诉：活动后咽部烧灼感半年余。

现病史：患者半年前活动后出现咽部烧灼感，遂就诊于当地医院，诊断为冠心病、不稳定型心绞痛、心功能 I 级、高血压 1 级，建议行冠脉造影，患者拒绝，予常规抗血小板、扩冠等内科治疗 4 日后出院。现规律口服单硝酸异山梨酯片、地尔硫䓬。现活动后咽部烧灼感较前稍改善，但日常活动受限，一般体力劳动后出现上述症状及疲乏感，休息可缓解。口苦、牙痛，纳谷不馨，寐欠安，多梦，二便调。舌胖大，边有齿痕，色稍暗，少苔，脉弦滑。BP 140/80mmHg。

西医诊断：冠心病（心功能不全）。

中医诊断：胸痹（气阴两虚证）。

治法：益气养阴。

处方：党参 15g，麦冬 10g，五味子 10g，吴茱萸 3g，黄连 10g，木香 10g，丹参 20g，女贞子 20g，旱莲草 15g，制首乌 5g，枸杞子 10g，砂仁 3g。7 剂，每日 1 剂，水煎服，每日早晚各 1 次，每次 150mL。

按语：

本案患者年已古稀，肺朝百脉，助心行血，气虚则血液推动乏力，血运不畅则心失所养，故出现胸痹心痛。阴阳互根互用，气虚日久可致阴虚，阴虚日久可致气虚。临床上可出现气短乏力、咽干、五心烦热等症状。故本案患者治以益气养阴之生脉散加减，加砂仁和胃，配合二至丸滋阴清热，制首乌、枸杞子增加滋阴益肾之功，使水火相济则寐安；久病入络，佐以木香、丹参行气止痛；郁久化热，故见口苦咽干，配左金丸清泄肝火。

验案 4

尚某某，女，59 岁，退休，2013 年 6 月 6 日初诊。

主诉：心前区疼痛间作 10 余年，加重伴心慌 1 周。

现病史：患者 10 年前无诱因出现心前区疼痛不适，休息后可缓解，未系统诊治。2010 年因心前区疼痛加重就诊于当地医院，查冠脉造影，诊断为冠心病，于右冠行球囊扩张术治疗。出院后规律服用阿司匹林肠溶片、辛伐他汀片、单硝酸异山梨酯、富马酸比索洛尔、盐酸曲美他嗪片，症状控制尚可。1 周前患者心前区疼痛症状再次加重，伴心慌、胸闷、自汗、头晕、头痛，纳可，寐欠安，夜尿 3 ~ 4 次 / 晚，大便稀溏，3 ~ 4 次 / 日。舌暗红，苔白腻，脉沉细。BP 125/65mmHg。

辅助检查：2010 年于当地医院查冠脉造影术，提示左前降支近段散在钙化，中段节段性狭窄 50%，左回旋支中段散在斑块，管腔通畅，右冠局限性狭窄 50%。

西医诊断：冠心病（稳定型心绞痛）。

中医诊断：胸痹心痛（阴血亏虚、湿热内蕴证）。

治法：滋阴养血，清热祛湿。

处方：当归 10g，赤芍 20g，熟地黄 10g，川芎 10g，防己 10g，茵陈 30g，黄连 15g，焦三仙各 10g，五味子 10g，炙甘草 10g，丹参 20g。7 剂，每日 1 剂，水煎服，每日早晚各 1 次，每次 150mL。

按语：

女子以血为本，阴血亏虚为本，"不通则痛"，体内瘀血阻滞出现心前区疼痛，患者虽冠心病日久但较为稳定，近日汗出、心慌，汗为心之液，汗血同源，汗出频则心血损伤，心神失养故心慌心悸。患者舌暗红，提示血瘀；苔白腻，大便稀溏每日 3 ~ 4 次，因患者就诊正值暑天，体内湿热较盛。故治以滋阴养血为主，清热祛湿为辅。故以四物汤为主方，易白芍为赤芍增加活血之功效，加丹参、五味子共奏补血活血养心之功；黄连清热解毒，茵陈、防己有改善心律失常的功效；五味子益气敛阴；焦三仙健脾助运化，甘草调和诸药之性。

验案 5

窦某某，女，63 岁，农民。2013 年 6 月 6 日初诊。

主诉：胸闷憋气间作 2 年余，加重半年。

现病史：患者 2 年前无诱因出现胸闷憋气症状，2013 年 1 月曾于当地三甲医院查冠脉造影，诊断为冠心病，未行支架植入术。术后患者规律口服阿司匹林肠溶片、硫酸氢氯吡格雷片、阿托伐他汀钙片、酒石酸美托洛尔片、地尔硫草、二甲双胍片、阿卡波糖片等药，皮下注射注射门冬胰岛素。近半年患者胸闷憋气症状加重，伴心慌气短、喘憋，劳累后尤甚，未诉胸痛，伴口干口苦，双下肢水肿（＋）。纳寐可，便秘，3 日 1 行。舌红绛，舌根部苔黄腻，脉弦。BP 130/70mmHg。

既往史：糖尿病史 5 年，高血压病史 5 年。

辅助检查：2013 年 1 月于当地医院行冠脉造影示：冠脉三支病变；右冠近段狭窄 95%；前降支中端狭窄，第一对角支近段 80%；回旋支远端 90%，第一钝角缘近支近段 50%。

西医诊断：冠心病（不稳定型心绞痛）。

中医诊断：胸痹心痛病（脾肾两虚证）。

治则：益肾健脾。

处方：当归 10g，丹参 20g，赤芍 20g，生地黄 20g，红花 10g，绞股蓝 10g，炙鳖甲 30g（先煎），海藻 10g，夏枯草 10g，五味子 10g，女贞子 20g，沉香 6g，瓜蒌 30g，火麻仁 15g。7 剂，每日 1 剂，水煎服，每日早晚各 1 次，每次 150mL。

按语：

患者老年女性，胸闷憋气，伴心慌气短，劳累后加重，未诉胸痛，劳累后气喘明显，双下肢水肿（＋），口干口苦。脾肾二脏亏虚，肾藏精，精能生血，血能化精，老年精血亏损，或久病失于调理，均可耗损肾精，形成肾精亏虚证。脾虚则生痰，故发为冠心病伴动脉粥样硬化，患者冠脉三支病变，未进行支架植入术，近半年患者症状加重，当考虑冠脉狭窄进一步加重，治疗上当先天之本与后天之本并治，当治以滋阴养血，益肾健脾。冠心病伴动脉粥样硬化，属脾虚痰生，先天之本与后天之本并治，当治以益肾健脾。以四物汤为主方，易白芍为赤芍，共奏滋阴养血之功，入红花以凉血活血，绞股蓝、炙鳖甲、海藻、夏枯草以益肾健脾、软坚散结，女贞子滋阴，瓜蒌、火麻仁以润肠通便。

验案 6

侯某某，女，63 岁，退休。2013 年 3 月 28 日初诊。

主诉：憋气伴心前区不适感间作 1 年余。

现病史：患者 1 年前无明显诱因出现憋气伴心前区不适感，休息后缓解，2012 年 11 月因症状加重就诊于当地医院，诊断为冠心病（不稳定型心绞痛），未置入支架。现患者憋气、周身乏力，背部沉重不适，时有头晕、耳鸣，心烦易怒、口干口苦，双目发胀。纳可，寐欠安，易醒，多梦，起夜 4 次，尿频，大便日 1 行，不成形。舌暗红，苔薄黄少津，脉沉细。BP 140/80mmHg。

既往史：高血压病史 11 余年，现服用硝苯地平缓释片、酒石酸美托洛尔片、苯磺酸氨氯地平片。血压控制在 130/70mmHg 左右。

辅助检查：2012 年 11 月 24 日当地三甲医院行冠脉造影术，提示前降支 50% 狭窄，回旋支远端 80% 狭窄，右冠状动脉 50% 狭窄。

西医诊断：冠心病（不稳定型心绞痛），高血压病。

中医诊断：胸痹心痛病（阴血亏虚、肝阳上亢证）。

治法：滋阴养血，平肝潜阳。

处方：当归 10g，赤芍 15g，生地 20g，川芎 10g，茯苓 10g，丹参 20g，女贞子 20g，旱莲草 15g，天麻 15g，钩藤 10g，牛膝 10g，天冬 10g。7 剂，每日 1 剂，水煎服，每日早晚各 1 次，每次 150mL。

按语：

本案患者老年女性，心脾肾三脏亏虚，阴血亏虚尤为不足，冠脉三支病变，并未进行血运重建，且有高血压病史十余年。现患者时有头晕，白天明显，脑鸣声响，心烦易怒，情绪不佳，晨起口干口苦，双目发胀，结合舌脉，辨证为阴血亏虚、肝阳上亢证，治以滋阴养血、平肝潜阳。四物汤易白芍为赤芍，加丹参，共奏滋阴养血活血之功，茯苓利水健脾，女贞子、旱莲草、天冬养阴，天麻、钩藤平肝熄风、祛风通络，牛膝引血下行。

验案 7

彭某某，男，38 岁，个体。2012 年 11 月 29 初诊。

主诉：心前区疼痛间作半年余。

现病史：患者半年前饮酒后出现心前区疼痛，严重时胸骨后及左肩背上部刺痛，伴气短心慌，大汗出，数分钟后缓解。平素偶有心前区疼痛伴胸闷，休息得缓，每于酒后加重。口干口苦欲饮，口中黏腻，平素性情急躁易怒。纳可，食后胃脘胀满，反酸、嗳气、烧心，寐安，小便可，大便干。口唇紫黯，舌暗红，舌中裂纹，苔黄腻。脉弦细，律不齐。BP 130/90mmHg。

辅助检查：2012年11月28日查心电图，提示窦性心律不齐，未见明显ST-T段改变。

西医诊断：心律失常（窦性心律不齐）。

中医诊断：胸痹心痛病（痰阻心脉证）。

治法：行气解郁，通阳宣浊。

处方：茯苓15g，半夏10g，枳壳10g，厚朴10g，丹参20g，生龙齿30g（先煎），紫石英20g，酸枣仁30g，焦三仙各10g，砂仁6g。7剂，每日1剂，水煎服，每日早晚各1次，每次150mL。

2012年12月06日二诊：患者药后心前区疼痛缓解，仍于运动后加重。近日自觉心慌，多与胸部隐痛同时发作；神疲乏力，急躁易怒，晨起自觉口干，纳少，饭后胃胀，胃痛，二便调，寐安。舌红，苔白腻，有齿痕，脉弦。BP 130/90mmHg。

处方：白芍20g，茯苓15g，黄精15g，厚朴10g，浙贝母15g，煅牡蛎30g，沉香6g，炒莱菔子10g，制首乌5g，半夏6g，丹参20g，炙甘草6g。7剂，每日1剂，水煎服，每日早晚各1次，每次150mL。

按语：

患者中年男性，每于酒后发生心前区疼痛，痛感强烈，伴心慌气短大汗出，心电图示窦律不齐，未诉相关疾病史，疑为冠脉一过性痉挛。酒家素体湿热，瘀阻心脉，气血不畅，不通则痛。口干黏腻，食后胃胀，苔黄腻，均为痰热之象，痰热日久扰心，则心烦易惊。故用行气解郁、通阳泄浊之法。以二陈汤为主方，祛痰化湿，枳壳、厚朴行气助化痰湿，丹参活血助血脉，紫石英、生龙齿镇悸安神、清热除烦，酸枣仁养血安神。焦三仙、砂仁和胃消积，化湿醒脾。二诊据症状，采用健脾祛湿，益肾软坚治法。方中白芍养肝柔肝缓急止痛，茯苓利水健脾，厚朴理气化痰，浙贝母化痰散结解毒，半夏燥湿化痰降逆止呕，同健脾祛湿。黄精滋肾润肺，补益脾气，制首乌益肾。煅牡蛎软坚散结、抑酸止痛，丹参功同四物，活血祛瘀。另针对胃脘不适，加用沉香行气止痛温中止呕，炒莱菔子消食化痰以和胃。炙甘草调和诸药。

验案 8

刘某某，男，54 岁，教师。2012 年 9 月 13 日初诊。

主诉：背部不适间作 5 年余，加重 1 周。

现病史：患者活动后背部不适 5 年余，偶有疼痛，时心前区不适，久坐电脑前颈部酸胀僵直，腰背畏寒喜暖，足部湿疹频发，时潮热汗出，汗后畏寒加重，偶有头晕、头胀，纳可，寐差，易醒，大便干溏不调。舌质紫黯，苔薄，脉左弦细、右沉弦。BP 120/80mmHg。

辅助检查：2012 年 7 月 26 日于当地医院查心电图，提示窦性心律，ST 段及 T 波异常，前侧壁、下壁心肌缺血。

西医诊断：冠心病（心肌缺血）。

中医诊断：胸痹心痛病（心肾阳虚、气滞脉阻证）。

治法：温肾助阳，行气止痛。

处方：茯苓 10g，川芎 10g，丹参 10g，郁金 10g，香附 10g，补骨脂 10g，五味子 10g，葛根 10g，当归 10g，白芍 20g，生龙齿 30g（先煎），紫石英 20g，白豆蔻 6g。7 剂，每日 1 剂，水煎服，每日早晚各 1 次，每次 150mL。

2012 年 9 月 20 日二诊：药后症减，未诉明显心脏不适症状，颈部及背部僵痛不适感好转。仍觉自汗频出，伴潮热感（上身明显），下肢及腰背部畏寒，若遇寒或进食冷食后即出现腹泻症状，得温则舒，口渴喜饮。纳可，寐安，二便调。舌暗红，苔薄白，脉沉细。

处方：当归 10g，赤芍 20g，茯苓 15g，熟地黄 15g，川芎 10g，郁金 10g，香附 10g，补骨脂 10g，山茱萸 10g，泽泻 30g，海藻 15g，炙鳖甲 30g（先煎），紫石英 20g，白豆蔻 6g，丹参 20g，生龙齿 30g（先煎）。7 剂，每日 1 剂，水煎服，每日早晚各 1 次，每次 150mL。

2012 年 9 月 27 日三诊：患者自觉服药后症状减轻，现偶有心慌，伴背部沉重疼痛，面部汗出较重，口渴欲饮温水，腰部隐痛，消谷善饥，神疲乏力，纳可，寐欠安，易醒，大便黏腻不爽。舌紫，苔腻，脉沉细。

处方：当归 10g，白芍 20g，熟地黄 10g，川芎 10g，茯苓 10g，郁金 10g，香附 10g，补骨脂 10g，浮小麦 30g，麻黄根 10g，葛根 10g，炙甘草 10g。7 剂，每日 1 剂，水煎服，每日早晚各 1 次，每次 150mL。

2012年10月5日四诊：后背沉重疼痛感消失，现胃中嘈杂不舒，嗳气不畅，食凉胃脘胀满不适，伴头晕，腰部畏寒、酸痛，小腿隐痛，晨起口干，自觉口气较重。大便日2~3次，不成形，便后不爽，寐欠安。舌红，苔黄腻，脉沉。

处方：炙黄芪20g，白芍20g，茯苓10g，白术20g，吴茱萸3g，黄连5g，浙贝母15g，牡蛎30g（先煎），沉香5g，厚朴10g，枳壳10g，炒莱菔子10g，五味子10g。7剂，每日1剂，水煎服，每日早晚各1次，每次150mL。

2012年10月13日五诊：患者自觉服药后胃脘不适症状减轻，劳累后偶有左肩胛骨处隐痛，偶有憋气。四肢、腰部发凉，纳可，寐欠安，大便仍不成形。舌暗红，苔薄黄，脉沉细。

处方：当归10g，白芍20g，茯苓15g，川芎10g，厚朴10g，枳壳10g，吴茱萸3g，苍术15g，黄柏10g，五味子10g，酸枣仁30g，合欢花10g，诃子10g，豆蔻6g，丹参20g。7剂，每日1剂，水煎服，每日早晚各1次，每次150mL。

按语：

患者腰背畏寒喜暖，肾阳虚衰，不能上济于心，心内阳气衰弱，鼓舞血液运行之力减弱，血行不畅，导致心脉痹阻而发胸痹。《灵枢·本神》言："肾气虚则厥，实则胀，五脏不安。"肾阳为一身命门之火，肾阳虚则会导致脾阳虚，脾胃运化功能失职，气血乏源，而心主血脉，气血不足则心脉失养，不荣则痛，入夜阳入于阴，阴不制阳，而寐难安。阳虚水液输布代谢及运化功能异常，可见足部湿疹频发，大便干溏不调。阳虚卫外不固，易汗出，喜暖畏寒。舌质紫黯，脉沉细，亦可佐证此辨证。故治以温肾助阳，行气止痛。以川芎、郁金、香附、白豆蔻行气解郁，当归、丹参活血养血，葛根、白芍疏肌止痛，龙齿敛汗，紫石英镇心安神，补骨脂、五味子平补肝肾。

二诊患者经治疗后，患者心脏不适及项背僵痛的症状明显好转，但仍遗留自汗、畏寒、腹泻等典型的命门火亏、下元虚衰的症状要点。阮教授在整方中，减去了疏肌的药物（如葛根、白芍）而增加了山茱萸、熟地黄、鳖甲等补肾固涩填精的药物，针对病本，溯本求源，以求远效。同时因多年沉疴，陈旧的病理产物（如瘀血）并非一日能去除，故仍以活血行气（川芎、当归、丹参、郁金、香附、赤芍等）之法对前次疗效进行巩固。

三诊患者服用前方后症状减轻，心慌憋气等改善尤为明显。现症状轻微，在前方基础上去山茱萸、泽泻、鳖甲、海藻、生龙齿、紫石英等软坚散结、温肾之药。现遗留自汗不止，故用浮小麦、麻黄根敛汗之品，改赤芍为白芍，敛阴以助前药。全方以活血养阴敛汗治法巩固。

四诊患者服药后，后背沉重感明显好转，现仍遗留胃部不适症状较为突出。故减去之前所用的活血温通的药物，改用健脾理气之法，脾气顺则心气通，炙黄芪、白术、茯苓、五味子补脾益气，白芍、沉香、厚朴、枳壳、炒莱菔子理气宽胸，吴茱萸、黄连抑木扶土，浙贝母、牡蛎化痰软坚，共奏和胃理气健脾之功效。

五诊患者服药后，背部沉重感减轻，偶有左肩胛隐痛及憋气，晨起腹胀、大便不成形减缓。仍予健脾理气，增加燥湿安神之品。归芍合用柔肝养血，茯苓利水，川芎活血行气；厚朴、枳壳理气；吴茱萸疏肝下气；易白术为苍术，加黄柏，增加燥湿之效；五味子、诃子收敛；酸枣仁、合欢花安神；豆蔻化湿；丹参活血祛瘀。

四、"益肾健脾、软坚涤痰强心法"治疗慢性心力衰竭

心衰病是多种心血管疾病的终末阶段。阮教授治疗该病，一是改善症状，二是针对基础疾病治疗。他认为慢性心衰主要病因在于机体虚弱、气血耗伤所致的脏器功能低下，可表现为心悸、气短、浮肿、脉结代等症状，病机关键以心肾阳虚或心肾气阴两虚为本。由于心肾虚损，或心之气阴不足，累及肺、脾、肝三脏，治法以温补心肾或益气养阴为主，以生脉饮为基础方。药物组成为：党参15g，麦冬10g，北五加皮6g，丹参15g，泽泻20g，猪苓20g，夏枯草15g，昆布15g，炙鳖甲20g，马鞭草15g，刘寄奴15g，杏仁10g，紫菀15g，海藻10g。方中党参、麦冬、丹参益气养血、滋阴生津；北五加皮祛邪胜湿强心，现代药理研究其含有强心苷，提取物有强心作用；夏枯草、昆布、海藻、炙鳖甲软坚散结涤痰；杏仁、紫菀增加涤痰之效；泽泻、茯苓利水消肿。全方合用，共奏软坚、涤痰、强心之效。

病邪犯肺，则肺失清肃，导致咳喘、倚息不得卧，严重则损伤肺络产生咯血，可加肃肺、平喘、利湿之品，如杏仁、桑白皮、葶苈子以心肺同治。伤及脾，则脾阳不振，脾气虚滞，运化无力，发为腹胀，便溏等，可加茯苓、猪苓、白术健脾利水，为心脾同治。累及肝，则肝失疏泄，导致气滞血瘀或成癥瘕积聚，可加活血化瘀和软坚散结之品，如丹参、红花、刘寄奴、马鞭草、夏枯草、三棱、莪术，为心肝同治。

验案 1

葛某某，男，62 岁，退休。2013 年 8 月 22 日初诊。

主诉：间断胸闷憋气 10 年，加重伴乏力 1 周

现病史：2003 年因胸闷憋气就诊于当地医院，诊断为心肌梗死，于右冠状动脉植入支架 2 枚。2005 年查冠脉造影示冠脉再次闭塞，植入 1 枚支架。术后胸闷、憋气症状缓解，近 1 周胸闷憋气频发。现症见：胸闷、憋气，神疲乏力，未诉心前区疼痛，偶有头晕，晨起口干口苦，平素畏寒喜暖。现服阿司匹林肠溶片，普罗补考片，福辛普利钠，酒石酸美托洛尔片，单硝酸异山梨酯片。纳可，寐安，二便调。舌淡红，苔薄白，脉沉。BP 110/80mmHg。

西医诊断：冠心病（稳定型心绞痛，PCI 术后）。

中医诊断：胸痹心痛病（脾肾阳虚证）。

治法：益肾健脾。

处方：炙鳖甲 30g（先煎），丹参 20g，赤芍 10g，地龙 15g，女贞子 10g，枸杞子 15g，五味子 10g，肉苁蓉 15g，淫羊藿 10g，炙甘草 6g。7 剂，每日 1 剂，水煎服，每日早晚各 1 次，每次 150mL。

按语：

患者为老年男性，年过六旬之时因急性冠脉综合征前后共行 PCI 术 2 次植入 3 枚支架，术后以胸闷憋气、头晕乏力为主，为气血不利引起，病程迁延，耗气伤阴。肺朝百脉，助心行血，气虚则血液推动乏力，血运不畅则心失所养，故出现胸痹心痛。阴阳互根互用，气虚日久可致阳虚，阳虚日久可致气虚，临床上可出现畏寒、乏力、头晕等症状。故治以益肾健脾，方中肉苁蓉、枸杞子、淫羊藿补肾助阳；女贞子、五味子敛阴，滋补肾阴；丹参、赤芍活血化瘀，地龙以通络；以炙鳖甲滋阴潜阳，软坚散结。诸药合用，共奏益肾健脾之效。

验案 2

史某某，女，58 岁，退休。2012 年 12 月 27 日初诊。

主诉：胸闷憋气伴心前区压迫感间作 2 年余，加重 1 周。

现病史：患者 2 年前无明显诱因出现胸闷、憋气症状，伴心前区及肩胛部压迫感，近 1 周上述症状加重，伴喘息时前胸有隐痛，活动后可缓解。时有乏力懒言、头

晕头胀、眼干、口干喜热饮，晨起自觉口中发甜，双下肢水肿。纳可，寐欠安，多梦，二便调，舌暗红，苔薄白，脉弦数。BP 125/80mmHg。

辅助检查：2012 年 11 月 2 日于当地医院查冠状造影示左主干、左前降支斑块狭窄程度＜75%。

西医诊断：冠心病（心功能不全）。

中医诊断：胸痹心痛病（脾肾亏虚、痰浊阻滞证）。

治法：益肾健脾，涤痰强心。

处方：绞股蓝 10g，炙鳖甲 30g（先煎），丹参 30g，泽泻 30g，葶苈子 10g，茯苓 15g，女贞子 20g，五味子 10g，当归 10g，酸枣仁 30g，紫石英 15g，远志 15g，瓜蒌 30g，麦冬 15g，白豆蔻 6g。7 剂，每日 1 剂，水煎服，每日早晚各 1 次，每次 150mL。

2013 年 1 月 4 日二诊：患者自觉心前区压迫感较前减轻，现仍有活动后心前区疼痛、心慌、胸闷、喘息、憋气症状；偶有头晕，自汗出，周身乏力，四肢不温，双目干涩、流泪，自觉口中甜腻。近日因外感风寒出现鼻流清涕，未见发热、恶寒，双下肢水肿（+）。纳可，寐欠安，多梦易醒，二便调。舌暗红，苔薄白，脉沉细。BP 110/65mmHg。

方药：当归 10g，炙鳖甲 30g（先煎），川芎 10g，丹参 20g，泽泻 30g，海藻 15g，葶苈子 10g，猪苓 15g，刺五加 15g，紫石英 20g，合欢花 10g。7 剂，每日 1 剂，水煎服，每日早晚各 1 次，每次 150mL。

2013 年 1 月 13 日三诊：药后症减，活动后左侧肩胛部疼痛伴沉重感，憋气明显，时有心悸不安，活动后汗出，偶有头晕，纳可，寐欠安，二便调。双下肢浮肿，昼轻夜重，舌红苔白，舌边有齿痕，脉沉。BP 115/67mmHg。

辅助检查：查血脂，提示 TC 7.07mmol/L，HDL 1.48mmol/L，LDL 5.2mmol/L。

方药：当归 10g，川芎 10g，丹参 20g，瓜蒌 30g，葶苈子 10g，猪苓 15g，泽泻 30g，绞股蓝 10g，山萸肉 10g，决明子 30g，酸枣仁 30g，香附 10g，车前草 15g。7 剂，每日 1 剂，水煎服，每日早晚各 1 次，每次 150mL。

按语：

本案患者以胸闷憋气伴心前区压迫感就诊，查体见双下肢水肿，结合症状诊断为心功能不全。胸闷憋气为胸中气血运行受阻，或为痰浊，或为瘀血所阻滞。《黄帝内经》有言："诸湿肿满皆属于脾"，脾阳不振，导致脾失运化，水也聚而不出，发为水肿。《金匮要略》中对水肿的之则治法已经提出："腰以上肿，当发汗去之，腰以下肿，当利其小便"，本案患者症状当属后者。患者胸闷憋气间作日久，年龄接近老年，脾肾亏虚于下，阳气不足，失于温煦运化，致水饮内停，上凌于心，这是本案病机的关键所在。《素问·经脉别论篇》云："饮入于胃，游溢精气，上输于脾。脾气散精，上归于肺，通调入道，下输膀胱。水精四布，五经并行，合于四时五脏阴阳，揆度以为常也。"阮教授认为，病理产物（痰浊、瘀血、水饮）这些标实的本源都在于气血阴阳的亏虚不足，运化无力，体内糟粕堆积所致。肾为一身阴阳之本，所以补益当以补肾为先，故在治疗时，除了针对标证祛邪，更加注重补益元阴元阳。慢性心衰病的发生与肺脾肾三脏的功能密切相关，尤以脾肾亏虚为主，同时与痰饮、瘀血等病理因素内停相关。治法上当以"益肾健脾，涤痰强心"为主，在标恢复心脏功能，在本补肾健脾以充足阳气。方中炙鳖甲、绞股蓝健脾软坚；泽泻、葶苈子、茯苓利水健脾、泄肾浊，则水肿可消；丹参、瓜蒌、当归行血养血、宽胸行气，利胸中血气；麦冬、女贞子、五味子益气养阴润燥；酸枣仁、紫石英、远志宁心安神。

二诊症状减轻，治法同前。加猪苓利水，川芎活血行气，海藻软坚散结，以求增加利水软坚、速消顽疾功效。

三诊症状减轻，然水肿仍在，继以原方利水为主，辅以软坚为基础。同时出现头晕，加决明子、车前草疏肝清肝。多于活动后左侧肩胛部疼痛，伴沉重感，憋气明显，心悸不安，以瓜蒌、香附行气宽中散结。余法同前。

验案 3

夏某某，男，77 岁，退休。2014 年 6 月 12 日初诊。

主诉：心前区疼痛间作 10 余年。

现病史：患者 10 年前无诱因出现心前区压榨性疼痛，每次持续 1 ~ 5 分钟，自服速效救心丸 10 粒，或硝酸甘油 2 片，1 ~ 2 分钟内可缓解。10 年来症状反复发作，2009 年曾就诊于当地医院，诊断为急性冠脉综合征、心功能Ⅲ级、高血压 3 级，经治症状缓解。近日上述症状加重，伴胸闷、憋气、汗出、头胀，周身乏力，畏寒、口干，耳鸣，下肢静脉曲张，双下肢肿，纳可，寐欠佳，入睡困难，夜尿频，3 ~ 5 次 / 晚，大便干，4 ~ 5 日 1 行。舌暗红，苔黄腻，脉弦。BP 130/55mmHg。

辅助检查：2009 年于当地医院查冠脉 CTA，提示左主干、左前降支、左旋支多发弥漫混合型斑块，伴管腔节段性狭窄，右冠状动脉及右缘支纤细。心电图提示窦性心律，广泛性 ST-T 段改变。

既往史：高血压病史 10 余年，平素规律口服替米沙坦片、厄贝沙坦片、非洛地平缓释片，血压控制在 120 ~ 130/60 ~ 70mmHg。

西医诊断：冠心病（心功能不全）。

中医诊断：胸痹心痛病（阴阳两虚证）。

治法：益肾健脾，平补阴阳。

处方：绞股蓝 15g，炙鳖甲 30g（先煎），川芎 10g，续断 15g，牡丹皮 15g，野菊花 10g，玉竹 20g，茯苓 15g，白术 20g，枸杞子 15g，刺五加 10g，沙苑子 10g，生地黄 20g，白豆蔻 6g，泽兰 10g。7 剂，每日 1 剂，水煎服，每日早晚各 1 次，每次 150mL。

按语：

患者心前区疼痛间作日久，为胸中气血运行受阻，或为痰浊，或为瘀血所阻滞。且患者已至老年，脾肾亏虚于下，阳气不足，失于温煦运化，致水饮内停，上凌于心，这是本案病机的关键所在。然人体内正常生理功能离不开阴阳的协调平衡，阴阳不会独立存在，阴中有阳，阳中有阴。该患者有明显的周身乏力、怕冷，下肢水肿，夜尿次数多，为肾阳虚表现；又有口干、耳鸣肾阴虚之象，治病的过程中要"阴中求阳""阳中求阴"。治法上当以益肾健脾、鼓动一身阳气为主，佐以滋阴清热。方中炙鳖甲、生地黄滋阴清热软坚，牡丹皮清热凉血、活血散瘀，三味药共奏滋阴清热之功；川断补肝肾、续筋骨、调血脉，枸杞滋补肝肾、益精明目，沙苑子补肾固精，共用以鼓动全身之阳气；茯苓、白术益气健脾，利水渗湿；绞股蓝助茯苓、白术益气健脾；白豆蔻化湿行气温中以助脾运；川芎活血行气，助茯苓、白术健脾益气；刺五加益气健脾、补肾安神，并能补肺气，调节胸中气机；泽兰活血祛瘀，利水消肿以消水肿；瘀久化热化毒，佐以野菊花降热解毒；玉竹养阴润燥、生津止渴，以解口干之症。诸药合用，共奏滋阴清热、健脾益肾、利水渗湿之功。

验案 4

杨某某，女，61 岁，退休。2014 年 6 月 26 日初诊。

主诉：心慌伴心前区疼痛间作半年余。

现病史：患者半年前无明显诱因出现心慌、心前区疼痛不适，伴后背疼痛。于2013年11月20日至当地医院就诊，诊断为冠心病，经治症状缓解。现症见心慌、心前区间断疼痛，左上肢抬举不利，时有左侧头部针刺样疼痛，双下肢水肿（±）。纳可，寐可，大便干，2日1行，小便可。口唇紫黯，舌暗，苔黄腻，脉沉细。BP 145/80mmHg。

辅助检查：2013年11月20日于当地医院查心脏彩超示主动脉硬化，左室壁节段性运动异常，左室壁增厚，符合高血压心血管改变，左室舒张功能减低；查24小时动态心电图示窦性心律，HR 39～84次/分，窦性心动过缓，律不齐，室性早搏Ⅲ级，插入性室早，房性早搏，连发房早，短阵房速，ST-T段改变；冠脉CTA示单支病变，左冠回旋支近段局限狭窄50%；生化全项示Hcy（同型半胱氨酸）20.80μmol/L，TC（总胆固醇）5.28mmol/L，TG（甘油三酯）2.81mmol/L，VLDL-C（极低密度脂蛋白—胆固醇）1.05mmol/L。凝血功能、甲功五项均未见明显异常。

西医诊断：冠心病（心功能不全），心律失常（室性早搏），高血压病。

中医诊断：胸痹心痛病（痰瘀阻滞证）。

治法：活血软坚，涤痰复脉。

处方：绞股蓝15g，海藻10g，当归10g，川芎10g，丹参20g，白芍20g，刺五加10g，枸杞子20g，茵陈30g，淫羊藿10g，夏枯草15g，火麻仁6g。7剂，每日1剂，水煎服，每日早晚各1次，每次150mL。

按语：

年老体虚、素体亏虚及先天不足等因素均可导致心主血脉功能失调，血脉壅塞不通，机体失于濡养，常见心悸、胸闷或疼痛、唇舌青紫等症状、体征。心主血脉功能失调是造成气滞血瘀、心脉痹阻、脉道不利，日久发展为动脉粥样硬化的关键因素，治以活血软坚复脉。方中淫羊藿、刺五加、枸杞平补肾阴肾阳，增强机体免疫力；《素问·至真要大论》言"坚者削之""结者散之"，海藻、夏枯草涤痰软坚散结，加丹参、当归、川芎等活血祛瘀，使气行血行，气行则滞消，滞消则瘀化，从而消除病理产物，使脉道通利；现代药理研究绞股蓝可调节血脂代谢，减少主动脉病变斑块程度，改善血液流变学，抑制血栓形成，防止AS的发生；白芍柔肝养血，减轻肝阳上亢；火麻仁润肠通便。

验案5

赵某某，男，45岁，教师。2012年11月15日初诊。

主诉：胸闷间作10余年。

现病史：患者胸闷症状间断发作10余年，活动后尤甚，伴心慌、咽部有异物感，未诉心前区疼痛，纳可，寐安，小便量少，大便调。舌红、短缩，苔薄白，脉沉。BP 90/60mmHg。

辅助检查：2011年11月14日于当地医院查心脏彩超示右心左房增大，房间隔下部中断约26mm，室间隔上部缺损16mm，房室瓣环处十字交叉结构消失，先天性心脏病，完全型心内膜垫损伤，房、室水平左向右分流，二尖瓣前叶裂隙，房室瓣返流（中量）。

西医诊断：先天性心脏病。

中医诊断：胸痹心痛病（气阴两虚、水湿阻络证）。

治法：益气养阴，利水通脉。

处方：党参10g，麦冬15g，五味子10g，海藻10g，马鞭草10g，刘寄奴10g，炙黄芪20g，制首乌5g，炙甘草6g。7剂，每日1剂，水煎服，每日早晚各1次，每次150mL。

按语：

本案患者为先天性的心脏瓣膜病，先天禀赋不足，且病程较长，但患者的自觉症状并不是十分突出，多以胸部闷胀、咽部不适感为主，且小便每日0～1次，尿少，均为气血不利引起，病程迁延，易耗气伤阴。阮教授认为"急则治标，缓则治本"，标本兼治，采用益气养阴、利水通脉之法。益气养阴乃针对其先天禀赋所立；养血通脉，则因患者正值壮年，而预防可能出现的血行不畅等病理改变。此法充分体现了阮教授"正气存内邪不可干"和"未病先防"的思想。以生脉散为主方益气养阴，加炙黄芪增强补气之功效；制首乌益精血助养阴；《本草拾遗》载马鞭草"主癥癖血瘕，破血"，《分类草药性》言其可"去小便"；《日华子本草》言刘寄奴可"治心腹痛，下气水胀、血气"，《本草蒙筌》载海藻可"利水道，泻水气，除胀满作肿"。马鞭草、刘寄奴、海藻共奏活血化瘀、软坚散结、利水通脉之功，炙甘草调和诸药。

第二节
心悸病临证经验

心律失常是多种原因所致的心脏电冲动频率、节律、传导及起源部位的异常，是多种心血管疾病的并发症和后遗症，其发生可导致心排血量减少，影响主要脏器血流量，加重基础病情。现代医学抗心律失常药物，长期使用或使用不当又可诱发和加重心律失常。阮士怡教授在临证治疗心律失常时，发现主要病机为正气虚弱，外邪舍心，而脾肾虚衰、痰浊停滞是心律失常的基本病机关键所在，因此提出"益肾健脾，涤痰复脉法"治疗心律失常，并以此法立方：桑寄生、淫羊藿、茯苓、五加皮、旱莲草、车前草、茵陈等。

风湿性心脏病所导致的心律失常较为常见，阮教授对其常分阶段论治。阮教授认为风湿性心脏病的主要病机是，机体感受风寒湿邪后伤及心脏，日久失治，造成心脏瓣膜上的赘生物发生肌化，瓣膜本身发生纤维化以及瘢痕形成，而发展为慢性风湿性心脏病。轻度表现为瓣膜狭窄，严重则表现为瓣膜粘连。治疗此病当首先消除病因，阻断根源。在疾病早期阶段，治疗应以散寒祛湿、祛邪外出为本，去除病因，控制心脏瓣膜的赘生物形成，尽量避免心脏瓣膜受损或减轻损伤。在疾病后期阶段，已经形成了心脏瓣膜损害，若发生心功能不全，应以扶助正气、减轻心脏损伤为本，治疗上以强心利尿为主，同时选用养心、软坚散结之品，使已经纤维化的粘连心脏瓣膜损害减轻，尽可能恢复其生理功能。对于瓣膜已经纤维化、粘连的风心病，主要药物为：秦艽 10g，炙鳖甲 30g，海藻 10g，牡丹皮 15g，川芎 10g，僵蚕 10g，益母草 20g，地龙 15g。方中秦艽、炙鳖甲、海藻为软坚散结药物，针对已经纤维化的瓣膜；牡丹皮、川芎、僵蚕合用活血通络、化痰散结；益母草、地龙二者活血通经活络。

一、标本兼治，"益肾健脾、涤痰复脉法"治疗心悸经验

阮士怡教授认为，心律失常的发生发展与中医学之脾、肾两脏密切相关。随着现

代社会的发展，生活节奏的加快，人们饮食多肥甘厚腻或喜食寒凉，加之"欲竭其精""耗散其真"的生活方式，造成脾、肾的损伤，运化失司；脾虚而化源不足，心脉失养或脾肾不足，痰湿内生，上扰心神或闭阻心脉而悸动不宁。而老年性心悸多表现为多虚、多痰瘀的特点，故认为脾肾不足、痰浊凝滞是心悸发生的主要病机。因此，阮教授运用益肾健脾、涤痰复脉为大法治疗心律失常，并以此立方：桑寄生，淫羊藿，茯苓，五加皮，旱莲草，车前草，茵陈等。方中桑寄生、五加皮补肝肾强筋骨，淫羊藿、旱莲草温阳益肾，茯苓健脾利水，车前草、茵陈清热利湿。全方鼓舞正气，益肾健脾，涤痰复脉，共奏扶正祛邪、稳定心律之功。同时，考虑患者均久病及心，气血亏虚日久，耗伤心之本体，致心神失养，多辅以益气养阴、宁心安神之治法。

验案 1

章某某，男，87岁，退休。2013年12月5日初诊。

主诉：心慌间作30余年，加重2个月。

现病史：患者心慌间作30余年，5年前就诊于当地医院，诊断为"房颤"，期间不规律服用宁心宝胶囊、高丽参茶等。近2个月无明显诱因上述症状频繁发作，休息可缓解，发作时头晕，伴有胸闷憋气、周身乏力，双下肢无力，自觉脑鸣、耳鸣，口唇紫黯。纳可，寐欠安，大便干结，2～3日1行，小便可。舌淡红，苔黄腻，脉弦。BP 140/80mmHg。

西医诊断：心律失常（心房颤动）。

中医诊断：心悸（脾肾亏虚、痰浊阻滞证）。

治法：益肾健脾，涤痰复脉。

处方：桑寄生15g，牛膝15g，淫羊藿10g，党参15g，天冬10g，知母15g，牡丹皮15g，五味子10g，丹参20g，海藻10g，茵陈30g，黄连15g，苦参15g，巴戟天15g，肉苁蓉15g，炙甘草6g。7剂，每日1剂，水煎服，每日早晚各1次，每次150mL。

2013年12月13日二诊：药后，心慌症状好转，现偶有心前区针刺痛、双下肢无力、脑鸣，耳鸣。纳可，寐欠安，入睡难，二便调。舌红，苔厚腻，脉弦数。BP 135/90mmHg。

处方：桑寄生 15g，续断 10g，淫羊藿 10g，天冬 10g，知母 15g，牡丹皮 15g，五味子 10g，丹参 20g，茵陈 30g，黄连 15g，巴戟天 15g，肉苁蓉 10g，钩藤 15g，炙甘草 10g。7 剂，每日 1 剂，水煎服，每日早晚各 1 次，每次 150mL。

按语：

本案患者老年男性，年近九旬，既往心慌间断发作 30 年，5 年前诊断为房颤。未诉器质性心脏病史（如高血压、瓣膜性心脏病、冠心病、心肌病等）及外源性因素（如肥胖、甲亢、药物、睡眠呼吸暂停等），故排除因心房结构改变引起的电重构及外源性因素导致的心房扩大或纤维化而引发的房颤。以上两类皆系心房内压力持续增高，出现心房扩大或纤维化等结构改变或高血流动力学引发的心房结构改变，最终导致电活动异常。考虑本例患者病情与年龄因素有关，心脏自主神经系统易激活，交感神经兴奋使心肌细胞自律性增强，迷走神经延长心肌细胞有效不应期，因此该房颤的发生与交感和迷走神经的不平衡放电有关。故治疗上除治疗房颤本身，还应注重调节自主神经系统平衡。

阮教授认为，老年心血管疾病的发生发展与中医学中脾、肾二脏密切相关。考虑本案患者年近九旬，正气亏虚，肾气肾阳渐衰，失于温煦，不能鼓舞阳气，脾阳亦虚。脾肾俱虚，脾失健运，肾失温化，痰湿内生阻络，闭阻心脉，脉络紊乱而发病。选方用药上以桑寄生、淫羊藿、巴戟天、肉苁蓉益肾温阳以助心阳；海藻化痰软坚；党参、天冬、五味子益气养阴，气阴双补；知母、牡丹皮滋阴清热；由于阳气不振，不能鼓舞营血畅达，而导致经脉瘀阻，出现口唇紫暗，则酌加丹参、牛膝活血，使阳气得回、阴液得生、血脉得通；大便干结不调，郁有湿热，佐以茵陈、黄连清热利湿，同时现代药理显示茵陈、苦参具有抗心律失常的作用。全方鼓舞正气，益肾健脾，涤痰复脉，共奏扶正祛邪、稳心调律之功。

二诊，患者服药后，心慌好转，二便调，偶有心前区刺痛，脑鸣、耳鸣减轻。继守原方，增加补肾、强筋骨之续断以固本，减掉具有抗心律失常作用的苦参，独留茵陈，系苦参味苦性寒之故，久用燥湿太过易伤脾胃。

验案 2

闫某某，男，60 岁，退休。2014 年 2 月 13 日初诊。

主诉：心慌间作 2 个月，加重 1 周。

现病史：患者 2 个月前无明显诱因出现心慌，伴胃脘部不适，自服速效救心丸后症状缓解。近 1 周症状加重，遂就诊于当地医院，查心电图示窦性心动过缓，ST-T 段未见明显异常。现症见心慌，伴口苦，耳鸣，胃脘不适喜按，未诉胸闷、头晕等不适。纳可，寐安，大便不爽，日 1 行，小便可。舌暗紫，苔白，脉沉迟缓。BP 150/80mmHg。

既往史：高血压病史 10 年余。近期血压控制不理想，未规律服用降压药。

西医诊断：心律失常（窦性心动过缓），高血压病。

中医诊断：心悸（脾肾亏虚、痰浊阻滞证）。

治法：益肾健脾，涤痰复脉。

处方：桑寄生 15g，淫羊藿 10g，巴戟天 10g，肉苁蓉 15g，丹参 20g，海藻 15g，泽泻 30g，生麻黄 6g，麦冬 10g，北沙参 20g，浙贝母 10g，生甘草 10g。7 剂，每日 1 剂，水煎服，每日早晚各 1 次，每次 150mL。

2014 年 2 月 20 日二诊：患者服药后心慌好转，偶有腰部及胃脘部胀满，晨起口干口苦，喜饮，纳可，寐安，小便可，夜尿 1 次，大便不爽。舌暗，边有齿痕，苔薄白，脉沉缓。BP 150/80mmHg，HR 58 次 / 分。

处方：炙黄芪 30g，细辛 3g，丹参 20g，炙鳖甲 30g（先煎），生麻黄 6g，巴戟天 10g，麦冬 10g，肉苁蓉 15g，海藻 10g，生甘草 10g，枳壳 10g，降香 10g。7 剂，每日 1 剂，水煎服，每日早晚各 1 次，每次 150mL。

按语：

患者老年男性，间断心慌 2 个月，1 周前诊断为窦性心动过缓。生理情况下，此病可见于老年人及运动员，系迷走神经张力增高所致；病理情况，则与甲状腺功能减退、心肌病、病态窦房结综合征等有关。现代医学对此除了治疗基础疾病，多以异丙肾上腺素等改善症状，但多数患者都不能长期耐受。

阮教授认为缓慢性心律失常的病机多为阳气虚损、心阳不振，无力鼓动血脉，或痰浊阻滞脉络，血脉壅塞不通所致。《诊宗三昧》曰："迟为阳气失职，胸中大气不能敷布之候。"若肾之元阳之气败于下，则易造成肾之真阳不能助脾阳之运，不能助心阳之宣，自然心脉循行缓且迟；心阳不振亦可致心脉循行无力之瘀阻；脾阳受损失运，也可生成痰饮湿浊等病理产物。故而此病病位在心，病本在肾，与脾相关，涉及痰浊、血瘀、气滞等病理因素，故治以"益肾健脾，涤痰复脉"。方中桑寄生补肝肾，淫羊藿、巴戟天、肉苁蓉补肾助阳，共奏温补阳气之功；丹参活血祛瘀，海藻、浙贝母软坚散结，化痰瘀之标实；麦冬、北沙参益气养阴复脉，然阴主静，配伍主方补阳药，以推之促之，助心行血；麻黄中麻黄碱有类似肾上腺素的交感神经兴奋作用。

患者服药后症状减轻，故二诊方药中稍减补肾力度，去桑寄生、淫羊藿，以炙黄芪益气健脾，细辛通利血脉，且有提高心率的作用；炙鳖甲、海藻软坚散结，丹参、枳壳活血理气止痛，麦冬、降香降逆行之气。

验案 3

王某某，男，74 岁，退休。2013 年 12 月 12 日初诊。

主诉：心慌间作 2 年，加重 1 周。

现病史：患者 2 年前无明显诱因出现心前区不适，就诊于当地医院，诊断为早搏、心动过缓、冠心病，植入支架 1 枚，术后症状好转。后心慌症状反复发作，活动后尤甚，自行服用速效救心丸或硝酸甘油后 3 ～ 4 小时可缓解。近日患者自诉心慌频发，伴周身乏力、困重，现规律口服拜阿司匹林肠溶片、瑞舒伐他汀钙片、复方甘草酸苷片、伏格列波糖片。纳可，寐安，大便黏腻不成形，小便有泡沫。舌紫黯，苔黄腻，脉弦缓。BP 140/80mmHg。

既往史：糖尿病史 5 年。

辅助检查：2013 年 11 月 19 日，于当地医院查 24 小时动态心电图示窦性心律、心动过缓，偶发房早、偶成对、偶呈短阵房性心动过速，多形室性早搏、偶呈三联律、偶成对，间断 S–T 段下移、间断 T 波低平或双向。

西医诊断：心律失常（房性早搏，心动过缓），糖尿病，冠心病（支架术后）。

中医诊断：心悸（脾肾亏虚、痰浊阻滞证）。

治法：益肾健脾，涤痰复脉。

处方：炙鳖甲 30g（先煎），海藻 15g，细辛 3g，丹参 30g，绞股蓝 10g，银杏叶 10g，淫羊藿 10g，肉苁蓉 15g，钩藤 15g，知母 15g，女贞子 20g，夏枯草 15g，牡丹皮 15g。7 剂，每日 1 剂，水煎服，每日早晚各 1 次，每次 150mL。

按语：

本案患者老年男性，回顾病史，特点在于心律失常（房性早搏，心动过缓）的心电活动异常当与冠心病、糖尿病等所导致的心脏大、小血管的病理改变有关。因此，在治疗原则上以治疗基础疾病为根本，同时改善心律失常的症状。

阮教授治疗此类疾病仍以"益肾健脾，软坚散结"大法改善动脉粥样硬化进程，以治疗基础病为主，同时辅以改善心律失常症状的药物。患者此时频发心悸，周身乏力、困重，伴见舌紫黯，苔黄腻，脉弦缓，大便黏腻不成形。此属患者痰湿日久，不归正化，从而气血瘀滞，痰瘀互结于脉中成"积"，致心脉不畅，病证迁延，最终致心失濡养、搏动紊乱之证，治以益肾健脾、涤痰复脉。方中炙鳖甲、海藻、夏枯草软坚涤痰；钩藤入肝、心包二经，有息风止痉作用，对抗心律失常，复脉；知母、女贞子、淫羊藿、肉苁蓉、绞股蓝共用，滋肾阴、补脾气，平补肾中阴阳（其中绞股蓝可提高免疫力、抗动脉粥样硬化、调节内分泌，为阮教授常用药）；银杏叶益心气、化湿止泻；细辛、丹参、丹皮活血化瘀通络，药理研究表明细辛有提高心率、抗心肌缺血、镇痛等作用。

验案 4

顾某某，男，79 岁，退休。2013 年 10 月 14 日初诊。

主诉：心慌间作 20 余年，加重半年。

现病史：患者 1993 年因心慌发作就诊于当地医院，诊断为房颤，至今心慌间断发作。2 年前无明显诱因患者心慌症状再次加重，活动后心慌、胸闷、憋气，伴头晕黑矇，周身乏力，双下肢水肿。纳可，寐安，二便调。舌暗红，苔薄黄，脉弦结代。BP 120/80mmHg。

辅助检查：2013 年 8 月 24 日查心脏彩超示左房、右房扩大，二、三尖瓣轻度反流，心律失常。查心电图示房扑，律不固定，房室传导阻滞，伴室内差异性传导，非特异性 ST-T 段异常。

西医诊断：心律失常（心房扑动，房室传导阻滞）。

中医诊断：心悸（脾肾亏虚、痰浊阻滞证）。

治法：益肾健脾，涤痰复脉。

处方：姜黄 10g，地龙 15g，绞股蓝 10g，荔枝核 30g，桑叶 10g，玄参 20g，炙鳖甲 30g（先煎），远志 10g，川芎 10g，丹参 20g，牡丹皮 15g，红花 6g，女贞子 20g，白鲜皮 15g，炙甘草 10g。7 剂，每日 1 剂，水煎服，每日早晚各 1 次，每次 150mL。

2013 年 10 月 31 日二诊：患者服药后心慌症状改善，活动后仍有心慌、胸闷、憋气，偶有改变体位时黑矇，无头晕头痛。自觉四肢发凉，周身乏力，双下肢水肿。纳可，寐可，大便调。舌暗胖，苔腻微黄，脉弦结代。BP 120/70mmHg。

处方：绞股蓝10g，炙鳖甲30g（先煎），丹参20g，牡丹皮15g，地龙15g，僵蚕15g，女贞子20g，五味子10g，麦冬10g，枸杞子15g，夏枯草15g，荔枝核30g，白鲜皮15g，炙甘草10g。7剂，每日1剂，水煎服，每日早晚各1次，每次150mL。

按语：

本案患者老年男性，心慌间作20余年。现房颤发作，周身疲劳乏力，双下肢水肿，伴见舌暗红，苔薄黄，脉弦结代。脾主中焦，气机水液运化之枢纽，脾虚失运则易化湿生痰。肾中寄元阳，肾阳乃一身阳气之源，心阳本于肾阳。肾阳不足则无以温煦心阳，胸阳失运则发胸闷；肾阳虚则无以荣养筋脉，周身乏力，水液不得温煦，气化无力，则下肢水肿。患者沉疴旧疾，久病生痰成瘀，阻于脉中，心失所养，致搏动紊乱，为脾肾亏虚、痰浊阻滞证，治以益肾健脾、涤痰复脉。

炙鳖甲软坚涤痰复脉；绞股蓝健脾益气，增强免疫力，增加冠脉血流量；姜黄、川芎、荔枝核疏理气机通络，助玄参、丹参、丹皮、红花益气活血复脉；地龙、远志宁心安神；桑叶、女贞子、白鲜皮滋阴清热（研究显示白鲜皮具有改善内皮功能的作用）。全方分别从涤痰软坚、行气活血、健脾气、滋肾阴等多角度复脉调律。

二诊，经治疗后，患者症状明显好转。故在前方软坚涤痰复脉大法基础上，加用滋阴补肾、化瘀通络之品，并用炙甘草甘温益气。

验案 5

冯某某，女，77岁，农民。2012年12月20日初诊。

主诉：心慌2个月余，加重2天。

现病史：2个月前无明显诱因出现心慌，未诉心前区疼痛、胸闷、憋气等不适，自服稳心颗粒、参松胶囊，症状未见明显缓解，伴双目胀感痛、流泪，口干不欲饮，时有口苦。平素性情急躁易怒，纳可，寐欠安，多梦，夜尿2～3次，大便调。舌紫黯，苔薄，脉结代。BP 160/80mmHg。

既往史：高血压病病史10余年。脑梗病史9年，未遗留肢体不利症状。

辅助检查：2012年11月5日于当地医院查心脏彩超提示主动脉瓣钙化伴少量反流；左室舒张功能降低，整体收缩功能正常，心律不齐。心电图示室上性早搏。

西医诊断：心律失常（室上性早搏），高血压病。

中医诊断：心悸（脾肾亏虚、痰浊阻滞证）。

治法：益肾健脾，涤痰复脉。

处方：绞股蓝 10g，丹参 20g，诃子 10g，炙鳖甲 30g（先煎），决明子 15g，制首乌 5g，防己 10g，茵陈 30g，苦参 15g，前胡 10g，紫石英 30g，生龙骨 30g（先煎），白豆蔻 6g。7 剂，每日 1 剂，水煎服，每日早晚各 1 次，每次 150mL。

2013 年 1 月 4 日二诊：药后症减，活动后心慌时作，近期血压控制不佳，波动于 150～170/60～70mmHg 之间，伴头晕头痛，双眼干涩，迎风流泪，口干。纳可，寐欠安，大便日 1 行，不成形，小便调。舌红，边有齿痕，苔白腻，脉弦结代。BP 150/70mmHg。

处方：绞股蓝 10g，丹参 10g，茯苓 10g，炙鳖甲 30g（先煎），茵陈 10g，党参 30g，防己 15g，苦参 15g，天冬 10g，黄连 15g，炙甘草 10g。7 剂，每日 1 剂，水煎服，每日早晚各 1 次，每次 150mL。

按语：

本案患者老年女性，虽心慌近发，然既往病久，肾阴亏虚，血脉失养，痰瘀互结，心脉瘀阻，心失所养，发为心悸。治以益肾健脾、软坚涤痰复脉。重用炙鳖甲滋阴潜阳，软脉中痰瘀之坚结；绞股蓝益气健脾，增强免疫，增加冠脉血流量，配伍丹参活血通脉；生龙齿、紫石英重镇宁心安神；制首乌补益肝肾，延缓动脉粥样硬化进展。另外，防己、茵陈、苦参、前胡四味药是阮教授常用抗心律失常药物，取其现代药理研究成果作用。其中，防己中粉防己碱有抗心律失常作用，茵陈中 6, 7-二甲氧基香豆素有降压和对抗实验性心室颤动作用，可用于治疗多发房性和室性早搏，苦参中苦参碱和苦参黄酮均有抗心律失常作用，前胡水提液可使实验性心律失常持续时间缩短。

二诊见效，又现痰湿之像，故续用前方，酌量加滋阴利湿之品。

验案 6

徐某某，女，72 岁，退休。2012 年 11 月 8 日初诊。

主诉：心慌间作 1 年，加重 1 周。

现病史：患者 1 年前因心慌就诊于当地医院，诊断为心律失常。现规律服用酒石酸美托洛尔片，症状控制尚可。近1周患者因情绪原因心慌加重，食后尤甚，休息后可缓解，伴头部麻木，耳鸣如蝉，口干不欲饮，时汗出，素易怒，右胁肋胀痛，时有反酸烧心，胃脘胀痛不适。纳可，寐安，夜尿频，大便调。舌暗红，苔白腻，唇紫黯，脉沉结代。BP 120/80mmHg。

辅助检查：2012年3月14日查血脂示TC（总胆固醇）7.1mmol/L，HDL（高密度脂蛋白）1.77mmol/L，LDL（低密度脂蛋白）4.35mmol/L。

西医诊断：心律失常。

中医诊断：心悸（脾肾亏虚、痰浊阻滞证）。

治法：益肾健脾，涤痰复脉。

处方：炙黄芪20g，当归10g，海藻10g，炙鳖甲30g（先煎），丹参20g，女贞子20g，防己10g，茵陈30g，前胡10g，浙贝母15g，吴茱萸3g，煅牡蛎30g，炙甘草10g。7剂，每日1剂，水煎服，每日早晚各1次，每次150mL。

按语：

本案患者老年女性，心慌1年余。因脾肾阳虚，无以温煦运化，痰浊阻滞脉道，瘀积脉道，心失所养，而发为心悸。头部麻木，为气血虚弱，无法上行濡养头目所致。耳鸣如蝉，为肾阳不足。肾为先天之本，脾为后天之本，二者互相影响，肾阳不足，影响脾的功能，化湿浊之力减弱，则见苔白腻。胃脘部症状当属胃阴不足，湿热内生，受纳腐熟水谷的功能减弱。治当以益肾健脾、涤痰复脉，针对症状予以益气活血、益肾和胃。方中海藻、炙鳖甲滋阴潜阳，软坚散结；丹参活血祛瘀，取"瘀血不去，新血不生"之意；女贞子滋补肝肾之阴；炙黄芪补益脾肺，升阳举陷；当归补血活血，散寒，与黄芪同用补血活血；吴茱萸温里散寒止痛；现代药理研究证明防己、茵陈、前胡可以抗心律失常；浙贝母、煅牡蛎共用可以抑酸，治疗胃脘痛、反酸的症状；炙甘草调和诸药，畅经脉，缓急养心。

验案7

吴某某，女，63岁。2013年5月16日初诊。

主诉：心慌间作2个月。

现病史：患者2个月来心慌时作，伴憋气、心前区隐痛，偶有背部隐痛、头晕头胀、胁肋胀痛。口中甜腻，偶有口干喜温饮，烘热汗出，腰部酸软。纳可，寐欠安，大便调。舌紫黯，苔薄白，脉弦细，结代。2013年3月8日于当地医院查心电图示房性早搏且成对房早。

西医诊断：心律失常（房性早搏）。

中医诊断：心悸（脾肾亏虚、痰浊阻滞证）。

治法：益肾健脾，涤痰复脉。

处方：海藻15g，茯苓15g，丹参20g，醋鳖甲30g（先煎），川芎10g，女贞子20g，墨旱莲15g，当归10g，沉香6g，炙甘草6g。7剂，每日1剂，水煎服，每日早晚各1次，每次150mL。

2013年5月23日二诊：患者服药后心慌减轻，胸闷憋气好转，偶伴有心前区疼痛，现仍有头晕，口中甜腻，午后烘热汗出，胁肋胀痛。纳可，寐欠安，入睡困难，二便调。舌淡红，苔薄白，脉弦细。BP 135/80mmHg。

处方：当归10g，绞股蓝10g，茯苓15g，炙鳖甲30g（先煎），甘草20g，海藻15g，制首乌5g，女贞子10g，墨旱莲10g，木香10g，炙甘草6g。7剂，每日1剂，水煎服，每日早晚各1次，每次150mL。

按语：

此案为老年女性，病机属脾肾亏虚，由此则致血脉瘀滞，痰湿内生，互结于心脉，发为痰浊阻滞、脾肾两虚之心悸，故治以涤痰复脉、益肾健脾为主。选用炙鳖甲、海藻涤痰复脉，软坚散结；女贞子、旱莲草增强滋补肝肾之阴；炙甘草益气复脉，抗心律失常；当归、丹参养血活血祛瘀；茯苓健脾化湿；又加沉香、川芎温中、理气、活血、止痛。

二诊患者主症减轻，仍有阴虚内热。故守方加减，以固本治标。加制首乌补益肝肾，绞股蓝增强免疫力。并易沉香为木香，是为沉香为"治冷气、逆气、气结，殊为要药"（《本草经疏》），善祛胸腹阴寒，木香"下气宽中"（《本草求真》），善行脾胃气滞，患者二诊胸闷憋气好转，故易之，以增畅通滞气之效。

验案 8

计某某，女，46岁，会计。2010年10月11日初诊。

主诉：心慌间作半月。

现病史：近半月患者因劳累出现心慌、胸闷气短，太息觉舒，伴胃脘处胀满疼痛，就诊于当地医院，经治症状缓解不明显。现症见心慌时作，伴胸闷气短，自汗频发，周身乏力，活动后尤甚，语声低微，面色萎黄，时有头部胀痛，双手麻木不适，晨起口干口苦，否认心前区疼痛。纳呆，寐欠安，二便调。舌淡，苔白腻，脉沉缓。BP 135/90mmHg。

既往史：高血压病史 2 年余，血压最高达 150/110mmHg。现服缬沙坦，血压控制在 140/90mmHg 左右。

月经史：近 3 个月月经经期 3～4 天，量少色淡，偶有血块，未诉痛经等不适症状。

辅助检查：2010 年 10 月 2 日于当地医院查 24 小时动态心电图示房性早搏，非特异性 S-T 段改变。

西医诊断：心律失常，高血压病。

中医诊断：心悸（心脾两虚、痰湿壅盛证）。

治法：健脾养心，利湿化痰。

处方：当归 10g，白芍 30g，茯苓 10g，麦冬 15g，瓜蒌 30g，防己 15g，茵陈 30g，益母草 10g，酸枣仁 30g，紫石英 20g，炙甘草 10g。7 剂，2 日 1 剂，水煎服，每日早晚各 1 次，每次 150mL。

按语：

本案患者为中年女性，中医辨病为心悸，辨证为心脾两虚，痰湿壅盛证。脾主中焦，为气血运化的枢机，脾虚失运，则易化湿生痰。痰邪可随着气机升降在体内流窜：上阻脑窍，则可以见到头胀痛；内阻心窍，则见心慌胸闷；中阻脾胃，日久化热，则见口干口苦等表现。患者尚见夜寐欠安。女子以血为根本，以肝为先天，故治法健脾补血养心，利湿化痰。方中当归、白芍取"四物汤"之义，补血养血，心有所养，则悸动自止；防己、茵陈改善心律失常；脾为生痰之源，方中茯苓健脾利湿以治本，又以瓜蒌清热化痰以治标，标本兼治，共除痰邪之患；紫石英、酸枣仁宁心安神；益母草活血调经；麦冬滋阴清热；炙甘草调和诸药。全方标本兼治，心脾同调，补血养血，共奏健脾宁心之功。

二、气血为根，"益气养阴法"治疗心悸经验

阮士怡教授认为，心悸的辨证当为虚、实及虚实夹杂三种。其中，虚者多因气血

不足所致心神失养；实者多因痰饮、瘀血阻滞心脉，扰动心神。阮教授推崇"正气存内，邪不可干"，而邪气扰心者多本于正气不足，心中气血亏虚，而心主神明，气虚无力助血运行，血脉瘀滞，心神失养，心悸故而发作。又心悸久病，耗伤气阴，致心失所养，进一步加重疾病的进展。阮教授认为，"气阴两虚"贯穿心律失常的始终。基于此，为治疗疾病，缓解其进展，结合患者虚实，治以"益气养阴"大法，主方选用生脉散。其中，人参、麦冬、五味子具有益气生津、养阴复脉之效；佐以丹参、当归等活血之品；对于心神受损者，多加酸枣仁、远志养血、宁心、安神。

女子以气血为本，以肝为先天，对于女子肝肾亏损、血虚不足者，阮教授认为应格外注意补气养阴活血等整体疗法。"四物汤"为补血第一要药，可补血调血治根本，对于此类患者临床疗效明显。

验案 1

张某某，男，57 岁。2013 年 10 月 17 日初诊。

主诉：心慌间作 5 年，加重 1 周。

现病史：2008 年因三度房室传导阻滞于胸科医院置入永久起搏器，2011 年因室早、阵发室速行 ICD（埋藏式心律转复除颤器）植入术。现服药：酒石酸美托洛尔片，阿司匹林肠溶片。现心慌发作不定时，伴有烘热汗出，休息后可缓解。时有口苦，少气懒言。纳可，寐欠安，入寐难，二便调。舌红绛，苔黄，脉沉。

既往史：心力衰竭 10 年余。

检查：2013 年 10 月 8 日当地医院查心脏彩超示主动脉硬化，反流 1 度，左室增大，左心功能下降，左室壁节段性运动异常，二尖瓣反流 2 度，三尖瓣返流 1 度，肺动脉瓣反流 1 度，心律不齐，起搏器置放术后。

查体：BP 110/80mmHg。

西医诊断：心律失常（起搏器植入术后）。

中医诊断：心悸（气阴两虚证）。

治法：益气养阴。

处方：麦冬 10g，五味子 6g，薤白 10g，枳壳 12g，葶苈子 10g，泽泻 20g，丹参 20g，制首乌 5g，女贞子 20g，补骨脂 10g，酸枣仁 20g，合欢皮 15g，炙甘草 6g，党参 10g，瓜蒌 20g。7 剂，每日 1 剂，水煎服，每日早晚各 1 次，每次 150mL。

2013 年 10 月 31 日二诊：患者现心悸，时有早搏，胸闷憋气，前胸部憋闷感。寐欠安，服用艾司唑仑片，夜尿频多，起夜 3 ~ 4 次。纳可，二便调。时有烘热汗出，四末厥逆。舌暗，苔白腻，脉沉。BP 110/70mmHg。

处方：党参 10g，麦冬 10g，五味子 10g，当归 10g，女贞子 20g，防己 10g，茵陈 30g，丹参 20g，苦参 10g，紫石英 15g，炙鳖甲 30g（先煎），炙甘草 10g，桂枝 6g。7 剂，每日 1 剂，水煎服，每日早晚各 1 次，每次 150mL。

按语：

本案患者为房室传导阻滞，起搏器植入术后。心为十二宫之主，主血脉，藏神明。《素问·痹论》言："心痹者，脉不通，烦则心下鼓。"患者素体虚弱，久病伤正，耗损心之气阴，气血阴阳亏虚，脏腑功能失调，致心神失养，发为心悸。故治以益气养阴。方中党参、麦冬、五味子益气养阴；薤白、枳壳理气；瓜蒌涤痰散结；葶苈子、泽泻淡渗利湿；丹参、制首乌、女贞子、补骨脂补益肝肾；酸枣仁、合欢皮宁心安神；炙甘草甘温益气，通经脉，利血气，缓急养心。

二诊患者服药后诸症好转，故依前方大法继续服药调理。

验案 2

刘某某，男，55 岁，个体。2012 年 10 月 11 日初诊。

主诉：心慌间作 1 个月。

现病史：患者 1 个月前无明显诱因出现心慌不适，伴心前区及左侧肩背刺痛感，劳累后尤甚。偶有头晕，烦躁易怒，上半身自汗频发，腰膝酸软，下肢畏寒，晨起口干口苦，夜间盗汗。纳谷不馨，寐欠安，二便调。舌淡暗，苔薄白，舌边有齿痕，脉细数，结代。现服用药物：阿司匹林肠溶片，地尔硫䓬，琥珀酸美托洛尔，缬沙坦。BP130/80mmHg。

既往史：高血压病史 20 余年。糖尿病病史 5 年，今日测空腹血糖 6.3mmol/L，餐后 2 小时血糖 8.9mmol/L。

西医诊断：心律失常。

中医诊断：心悸（气阴两虚、脉络瘀阻证）。

治法：益气养阴，活血化瘀。

处方：党参 6g，麦冬 15g，五味子 10g，秦艽 15g，当归 10g，丹参 20g，赤芍 20g，

远志 10g，酸枣仁 30g，生龙齿 30g，紫石英 15g，炙甘草 6g。7 剂，每日 1 剂，水煎服，每日早晚各 1 次，每次 150mL。

按语：

本案患者为中年男性，以心慌间作 1 个月前来就诊。其症可见神疲体倦、自汗盗汗、寐欠安，为心气不足，鼓动无力所致；又因心气不足，气血不得上荣，故面色淡白；中气不足，心气虚，胸中气机不畅，则胸闷不适；其舌淡暗，苔薄白，脉象细数结代，又见胸背刺痛血瘀之症。当属气阴两虚、络脉瘀阻证，因此予以益气养阴、活血化瘀。以生脉散（党参、麦冬、五味子）益气养阴生津；当归、赤芍、丹参养血活血化瘀；因患者久病，心肾不交，睡眠欠佳，故以酸枣仁、远志养血宁心安神；生龙齿、紫石英镇惊安神定悸；秦艽和血通络止痛；炙甘草甘温益气，调和诸药。

验案 3

杨某某，男，76 岁，退休。2012 年 11 月 29 日初诊。

主诉：心慌、胸闷间作 5 年余，加重半年。

现病史：患者近 5 年觉心慌、胸闷间作，入夜后加重，甚者难寐。近半年，活动后心慌、憋气明显，偶有心前区隐痛。时头晕，平素畏寒，手足不温，周身疲乏，双下肢无力，口干不欲饮，喜食寒凉。纳谷不馨，寐安，二便调。舌淡胖，苔白少津，脉左沉、右伏。BP 110/50mmHg。

辅助检查：2012 年 6 月于当地医院查心电图示：窦性心律，室性早搏，未见明显 ST-T 段异常。查 24 小时动态心电图示室早大于 270 次 /24 小时。

西医诊断：心律失常（室性早搏）。

中医诊断：心悸（气阴两虚、脾肾不足证）。

治法：益气养阴，温肾健脾。

处方：党参 10g，麦冬 15g，五味子 10g，黄芪 20g，茯苓 15g，桑寄生 20g，续断 15g，丹参 20g，赤芍 20g，桂枝 6g，佛手 10g，焦三仙各 10g，炙甘草 6g。7 剂，水煎服，每日 1 剂，每日 2 次，每次 150mL。

2012 年 12 月 12 日二诊：患者服药后双下肢无力、心慌较前好转，活动后仍有气喘，胸闷，未诉心前区疼痛。畏寒，乏力，纳可，寐安，二便调。舌红胖大，舌根黄腻，脉伏（沉，无力）。BP 123/78mmHg。

处方：桑寄生 20g，淫羊藿 10g，丹参 20g，五味子 10g，天冬 15g，防己 10g，茵陈 30g，青蒿 15g，炙黄芪 30g，瓜蒌 30g，远志 10g，海藻 15g。7 剂，每日 1 剂，水煎服，每日早晚各 1 次，每次 150mL。

按语：

本案患者心慌、胸闷间作 5 年余，查 24 小时动态心电图示室性早搏。室性早搏既可发生于器质性心脏病患者，如冠心病、高血压性心脏病、甲亢性心脏病、风湿性心脏病、肺源性心脏病以及各种病因导致的心肌炎、心肌病等。可因电解质紊乱、药物、不良生活方式、自主神经功能紊乱导致，其发生机制主要与折返、心肌自律性增高和触发机制有关。

本案患者年过七旬，阮教授在治疗老年心血管疾病时，尤其重视脾、肾二脏，认为其病机与脾肾亏虚密切相关。脾肾不足则精不化气，气不化精，化源不足，导致心脉紊乱而发病。患者症见胸闷、憋气间作，周身疲乏，口干不欲饮，舌淡暗，苔白少津，考虑其气阴两虚；且平素畏寒，手足不温，自觉双下肢无力，食欲差，纳欠佳、脉沉伏，属脾肾亏虚。故治疗以益气养阴，温肾健脾为主。主方为生脉散，并加黄芪增强益气之效；丹参、赤芍活血化瘀；桑寄生、川断益肾温阳；桂枝温阳通脉；茯苓、佛手健脾理气；焦三仙消食和胃。

二诊患者与前相比，症状较前改善。舌苔转为黄腻，故去桂枝、川断，予青蒿，旨在加强温阳益肾的同时注意清热；加用茵陈，以其现代药理作用抗心律失常；再以瓜蒌、海藻豁痰软坚散结。

验案 4

王某某，女，57 岁，个体。2014 年 4 月 24 日初诊。

主诉：心慌间作 2 年余，加重 3 个月。

现病史：患者 2 年前无明显诱因出现心慌不适，至今反复发作，活动后及遇冷加重。3 个月前无诱因心慌症状再次加重。现症见间断心慌，伴心前区闷痛不适，甚则连及左侧肩甲、后背，左侧小指麻木，面色少华，头晕，晨起口苦。纳可，寐欠安，入睡困难，且寐后易醒。大便可，夜尿频数。唇甲色淡，舌暗红，苔薄白，脉弦细。BP 135/80mmHg。

既往史：高血压病 5 年，血压最高达 160/95mmHg，平素服苯磺酸氨氯地平，血压控制在 135/85mmHg 左右。

辅助检查：2014 年 4 月 22 日于当地医院查 24 小时动态心电图示室上性早搏。

西医诊断：心律失常（室上性早搏）。

中医诊断：心悸（心肝血虚证）。

治法：补血养血，宁心安神。

处方：当归 10g，白芍 20g，熟地 10g，川芎 10g，丹参 20g，枳壳 10g，海藻 10g，野菊花 10g，远志 10g，酸枣仁 30g，炙甘草 6g，补骨脂 10g，炙鳖甲 30g（先煎）。7 剂，水煎服，2 日 1 剂，每日早晚各 1 次，每次 150mL。

2014 年 5 月 10 日二诊：患者服药后心慌、心前区疼痛好转，仍口苦。近日因外感风寒出现流涕、咳嗽症状，痰多色黄质黏。口干，纳可，睡眠较前好转。舌暗红，苔薄白，二便调。BP 125/76mmHg。

处方：黄连 15g，板蓝根 15g，麦冬 10g，生地黄 20g，川贝母 10g，枇杷叶 10g，紫菀 10g，前胡 10g，防己 10g，丹参 15g，炙甘草 10g。7 剂，每日 1 剂，水煎服，每日早晚各 1 次，每次 150mL。

2014 年 5 月 18 日三诊：患者服药后心慌症状缓解，口苦减轻，咳痰减少，痰多不易咳出，活动后仍觉心前区及后背疼痛不适。舌暗红，苔薄白，脉弦细。BP 135/75mmHg。

处方：当归 10g，赤芍 20g，川芎 10g，炙鳖甲 30g（先煎），海藻 10g，川贝母 15g，枇杷叶 10g，紫菀 10g，前胡 10g，陈皮 10g，牡丹皮 15g，炙甘草 10g，香附 10g。7 剂，每日 1 剂，水煎服，每日早晚各 1 次，每次 150mL。

2014 年 5 月 25 日四诊：患者就诊时面色红润，心前区及后背疼痛症状未作。现偶有咳嗽，咽中有痰，量多色黄易咳，乏力。纳可，寐欠佳，二便调。舌暗红，苔薄白，脉弦。BP 120/70mmHg。

处方：炙黄芪 20g，当归 10g，海藻 10g，川贝母 10g，枇杷叶 10g，紫菀 10g，前胡 10g，陈皮 10g，牡丹皮 15g，夏枯草 15g，香附 10g，炙甘草 6g。7 剂，每日 1 剂，水煎服，每日早晚各 1 次，每次 150mL。

按语：

本案患者心慌失眠，头晕目眩，面色少华，唇甲色淡，乃心肝血虚之征象。血虚无以荣养，"不荣则痛"，治以补血养血。处方以四物汤（当归、白芍、熟地黄、川芎）为主，四物汤乃补血第一要方。方中熟地黄味厚质润，为补血要药，长于滋阴养血，补肾填精，当归可补血活血，白芍养血益阴，川芎活血行气，四药合用，补血而不滞血，行血而不伤正，共奏补血调血之功。佐以枳壳行气，丹参活血；炙鳖甲、海藻软坚散结，滋阴益肾；远志、酸枣仁养心安神；野菊花入肝经，清肝经热毒；补骨脂益肾健脾；炙甘草调和诸药。

二诊，患者服药后，心慌及心前区不适症状缓解。近期外感咳嗽，应"急先治其标"，以黄连、板蓝根清热解毒；麦冬、生地黄滋阴清热、生津；川贝、枇杷叶、紫菀、前胡化痰止咳；防己祛湿、利水；丹参活血化瘀；甘草调和诸药。

三诊，患者服药后，心慌症状较前缓解，咳痰减少，仍时有心前区及后背不适感，此时当标本兼顾，仍以补血养血为主，兼以活血化瘀止痛，理气化痰止咳。

四诊，患者服药后，心前区及后背疼痛症状未作，咳嗽好转，仍咳吐黄痰，继予清肺化痰止咳之药。患者体检中发现主动脉、眼底动脉硬化，子宫肌瘤、甲状腺结节、乳腺结节，故以夏枯草增强软坚散结之力。

验案 5

陈某某，女，61 岁，退休。2013 年 12 月 26 日初诊。

主诉：心慌间作半年，加重 1 周。

现病史：半年前患者因感受风寒后出现心慌症状，曾就诊于当地医院，诊断为心律失常（偶发房早，频发室早），经治疗后症状缓解。半年来心慌症状间断反复发作，活动后加重。1 周前，无明显诱因心慌再次加重。现症见心慌不适，偶有心前区疼痛，面色萎黄，伴头晕、盗汗、腰酸。纳可，寐安，大便干，小腹微胀，矢气频作，夜尿频数。舌色暗，苔白腻，脉结代。BP 135/88mmHg。

辅助检查：2013 年 5 月 8 日于当地医院查心电图示窦性心律不齐，频发异位性早搏，一度房室传导阻滞。2013 年 7 月 10 日查 24 小时动态心电图示①窦性心律；②偶发房早；③频发室早，时呈二联律、三联律。

西医诊断：心律失常（房性早搏，室性早搏，房室传导阻滞）。

中医诊断：心悸（血虚痰阻证）。

治法：补血调血，利湿化痰。

处方：当归 10g，白芍 20g，川芎 10g，海藻 10g，枳壳 10g，茯苓 10g，茵陈 30g，

防己 10g，苦参 15g，知母 15g，制首乌 5g，绞股蓝 10g，香附 10g，酸枣仁 30g，补骨脂 10g，炙甘草 10g。7 剂，每日 1 剂，水煎服，每日早晚各 1 次，每次 150mL。

按语：

患者老年女性，阴血亏虚，"女子以血为本"，血虚无以养心，故出现心慌；肝肾阴虚，上不能荣养脑窍，下不能充实腰府，故患者头晕，腰酸；阴虚生内热，故患者盗汗。治以补血调血。方中当归、白芍、川芎取"四物汤"之意，补血调血以治本；苦参、茵陈、防己改善心律失常；茯苓健脾利湿，海藻消痰软坚，以助化痰之力；肾为先天之本，脾为后天之本，为生痰之源，肝藏血，血虚痰阻的根本原因在于肝脾肾三脏亏虚，故以制首乌、补骨脂、绞股蓝三药益肾养肝健脾；另佐以酸枣仁养心安神；知母滋阴清热。全方标本兼治，共奏补血调血，利湿化痰之功。

验案 6

张某某，女，60 岁，退休。2012 年 12 月 27 日初诊。

主诉：心慌间作 5 年，加重 2 周。

现病史：患者 5 年前无明显诱因出现心慌症状，劳累及情绪波动后明显。伴头晕，腹部胀满，两胁肋及胃脘部胀气游走不定，排气得舒，素易怒，口干口苦。鼻干流黄涕，晨起咽痒，双下肢寒凉感明显，未诉胸闷、心前区不适等症状。纳可，夜寐不安，多梦，二便调。舌红，苔黄腻，脉弦结代。BP 130/80mmHg。

辅助检查：2012 年 12 月 20 日查心电图示：窦性心律，偶发室早。

西医诊断：心律失常（偶发室早）。

中医诊断：心悸（心血不足、气郁神伤证）。

治法：补血养心，理气安神。

处方：当归 10g，白芍 30g，茯苓 15g，丹参 20g，川芎 10g，补骨脂 10g，香附 10g，枳壳 10g，白豆蔻 6g，降香 10g，生龙齿 30g，紫石英 20g，炒莱菔子 10g。7 剂，每日 1 剂，水煎服，每日早晚各 1 次，每次 150mL。

2013 年 1 月 3 日二诊：患者药后症减，情绪波动后心慌发作，胸闷伴冷汗出，耳鸣。晨起痰多，色黄，易咳。颈肩部不适，畏寒肢冷，口干时苦，不欲饮。未诉胸闷、憋气、头晕、头痛等症。纳可，寐欠安，大便干，日 1 行。舌暗，苔薄，脉弦。BP 160/70mmHg。

处方：当归 10g，白芍 20g，丹参 20g，生地黄 20g，川芎 10g，补骨脂 10g，香附 10g，山萸肉 10g，厚朴 10g，郁李仁 10g，紫石英 20g，白豆蔻 6g，制首乌 5g，莱菔子 10g。7 剂，每日 1 剂，水煎服，每日早晚各 1 次，每次 150mL。

按语：

患者诉心悸，同时有血虚气滞的症状。心脏推动血液周流全身，心血不足则心脏鼓动乏力，则会发生心慌心悸的症状。本病多于劳累时发作，是血虚之本，也可于情绪波动时发作，是气郁为标。伴见脘腹及胁肋胀满，下肢发凉，亦是血虚气郁的表现。以四物汤为基础方补血养心、理气安神；加丹参引诸药入心经；香附、枳壳、降香行气活血；豆蔻健运中焦脾胃，脾为枢机，中焦得运则一身得运；加紫石英、生龙齿养心安神；莱菔子润便通腹。全方以通为主，通中有补，心脾兼顾，以求远效。

二诊在"补血养心，理气安神"治疗大法的基础上随证加减，继续治疗。

验案 7

顾某某，女，63 岁，退休。2014 年 4 月 10 日初诊。

主诉：心慌 2 年余，加重 1 周。

现病史：患者于 2012 年 4 月出现心慌，就诊于当地医院，诊断为阵发性房颤。近 5 日患者心慌加重，房颤发作时伴汗出、胸背疼痛、气短、周身乏力。偶有头晕、头胀，视物模糊，耳鸣，右手拇指远端麻木，口干欲饮，平素情绪急躁易怒。纳可，寐欠安，小便混浊，夜尿 2～3 次 / 晚，大便不成形，日 1 行。口唇紫黯，舌淡，边有齿痕，苔黄腻，脉弦缓，律齐。BP 140/90mmHg。

既往史：高血压病。

西医诊断：心律失常（阵发性房颤），高血压病。

中医诊断：心悸（心血不足、气郁神伤证）。

治法：补血养心，理气安神。

处方：当归 10g，白芍 20g，茯苓 15g，熟地黄 10g，川芎 10g，夏枯草 15g，补骨脂 10g，香附 10g，茵陈 30g，黄芩 15g，防己 10g，苦参 15g，酸枣仁 20g，百合 30g，枳壳 10g，炙甘草 10g。7 剂，每日 1 剂，水煎服，每日早晚各 1 次，每次 150mL。

2014 年 4 月 24 日二诊：患者症状较前减轻。近 2 周房颤发作次数、持续时间均较前较少，偶有后背痛，周身乏力，憋气，活动后汗出，口苦，头晕头痛，左侧尤甚，耳鸣，视物不清，右手拇指麻木。纳可，寐欠安，夜尿 1～2 次／晚，大便不成形，日 1～2 次。舌淡紫，边有齿痕，苔白腻，脉弦。BP 140/90mmHg。

处方：当归 10g，牡丹皮 15g，夏枯草 10g，钩藤 10g，牛膝 15g，香附 10g，淫羊藿 10g，丹参 20g，续断 15g，黄芩 15g，僵蚕 15g，益母草 15g，防己 15g，茵陈 30g，百合 30g，远志 10g。7 剂，每日 1 剂，水煎服，每日早晚各 1 次，每次 150mL。

按语：

患者久病失养，且烦躁易怒，情志不遂，致气火内郁，暗耗阴血。心主血脉而藏神，心血不足而见心悸，心神不得濡养，而见寐欠安；血虚不能上荣而见头晕头胀、视物模糊、舌淡等证；血虚而气无以附，故伴有倦怠乏力等气虚证；其年过半百，脾肾渐虚，而见便溏、小便混浊、耳鸣、耳聋；津血同源，血虚日久，阴津受损，故患者口干欲饮；气火内郁，阴血亏耗，致痰瘀阻滞脉络而伴有胸闷、胸背疼痛，右手拇指远端麻木、苔黄腻、脉弦缓。本病病机复杂，虚实并见，但总以血虚为本，故治疗重在补血养心、理气安神，方选四物汤加减。方中以四物汤补血养血，辅以枣仁、百合宁心安神；茯苓、炙甘草健脾渗湿，养心安神；补骨脂温肾健脾；香附、枳壳理气解郁；黄芩清热解毒；茵陈、防己、苦参抗心律失常；夏枯草清热解郁，祛痰软坚散结。全方清补并济，以达去苑陈莝生新之效。

二诊，药后患者血虚症状较前减轻，但仍有后背偶痛、周身乏力、憋气，活动后汗出、右手拇指远端麻木、舌淡紫、边有齿痕，苔白腻等气虚痰瘀阻滞脉络之症；肝失疏泄，而见口苦；脾肾不足，见便溏、耳鸣。血虚证而见痰瘀阻滞脉络之证凸显，故治当活血祛瘀、祛痰通络，兼以养心安神、温肾健脾。故本方以当归、丹参、丹皮、益母草祛瘀生新活血，牛膝、淫羊藿、川断温肾助气调血脉，夏枯草、僵蚕祛痰软坚散结，枣仁、百合宁心安神，炙甘草健脾渗湿养心安神，黄芩清热解毒，茵陈、防己抗心律失常，并以香附疏肝理气，钩藤降压。

三、心神一体，"祛邪护心，分段论治"治疗心悸经验

阮士怡教授在治疗风湿性心脏病、病毒性心肌炎等由心肌病所致心悸时，多采用分段论治。阮教授认为，风湿性心脏病、病毒性心肌炎的病机是机体感受外界毒邪后伤及心之本体，体现在心脏瓣膜纤维化、产生赘生物，抑或是累及心脏传导系统，从

而影响心之用，发为心悸，抑或伴发情志疾病。疾病的早期阶段，治疗当以驱邪外出为主，同时不忘顾护心体，去除病因，防止心脏的进一步损伤。在疾病的后期阶段，应注重扶正固本，祛逐伏邪。若发生心功能不全，同时配伍养心、软坚散结之品，使瓣膜的纤维化损伤程度减轻；病毒性心肌炎热毒耗伤心阴，运血无力，易致瘀血，配伍活血化瘀之品以通心脉。

阮教授强调，疾病发展过程虽有迹可循，但临证之中，不可过分拘泥分期，宜抓住疾病进程中关键病理因素，灵活多变，遣药组方。同时，关注患者预后调护，临床治疗中，加用绞股蓝等提高患者免疫力，既病防变。

验案 1

刘某某，女，53 岁，个体。2012 年 11 月 29 日初诊。

主诉：心慌间作 10 年，加重 2 周。

现病史：患者 10 年前患病毒性心肌炎，经治疗后遗留心慌症状。3 年前情绪波动较大后心慌加重，伴胸闷憋气，未诉心前区疼痛，经治症状缓解。11 月 7 日夜晚突发胸骨后拘急性疼痛，昏蒙，症状持续 10 分钟后自行缓解，期间未服用药物，未见胸闷憋气。现症见心慌时作，偶有头晕，口干口苦，盗汗明显，食冷反酸，胃胀，畏寒，手足不温，纳可，寐欠安，大便无力、不成形。舌淡，苔黄腻，脉沉细。BP 135/100mmHg。

既往史：病毒性心肌炎 10 年余。

辅助检查：2012 年 11 月 29 日于本院查心电图示：窦性心律不齐，室性早搏二联律。

西医诊断：心律失常（窦性心律不齐，室性早搏）。

中医诊断：心悸（上热下寒、热扰心神证）。

治法：清热养阴，温肾暖脾。

处方：玄参 20g，生地 30g，当归 10g，白芍 20g，川芎 10g，熟地黄 10g，香附 10g，丹参 20g，茵陈 30g，青蒿 15g，防己 10g 紫石英 15g，补骨脂 10g，炙甘草 10g，合欢花 10g。7 剂，2 日 1 剂，水煎服，每日早晚各 1 次，每次 150mL。

按语：

患者既往病毒性心肌炎病史，邪伏心络，郁而化热，伏热伤阴，热扰心神，扰乱气机，故患者出现心慌憋气，口干口苦症状。火邪亢于上，寒邪生于下，故见胃脘畏寒，手足不温，大便无力质溏。证属上热下寒证，治疗当以清热养阴、温肾暖脾为总则，兼顾患者伴情志不调，佐以疏肝解郁之法。方中玄参、生地黄、青蒿清热养阴以安伏热之邪；当归、白芍、川芎、丹参养血活血，定悸安神；补骨脂、紫石英、熟地黄、炙甘草诸药配合以温肾暖土；佐以香附、合欢花以疏肝行气；防己、茵陈有抗心律失常的作用。总观，方证契合，以期疗效。

验案 2

韩某某，女，70 岁，农民。2013 年 1 月 31 日初诊。

主诉：心慌间作 10 年余，加重 1 个月。

现病史：患者自述心慌间作 10 年余，休息可缓解，未系统诊治。近 1 个月余因劳累心慌加重，自测心率最低 30 次／分，时有间歇，夜间加重。发作时，心慌难忍，伴冷汗出，神疲乏力，左上背部疼痛时作。腰酸乏力，夜间干咳，口干喜热饮。纳差，食后胃脘胀满，嗳气频作，偶有反酸嘈杂。夜寐不安，多梦，大便时干时稀。舌暗红，苔白腻，脉沉细结代。BP 110/70mmHg。

辅助检查：2009 年 4 月 24 日于当地医院查 24 小时动态心电图示房早 596 个，成对房早 2 个。2012 年 12 月 22 日查心电图示窦性心律，偶发房早。

西医诊断：心律失常（房性早搏）。

中医诊断：心悸（心阳不振、心神失养证）。

治法：温补心阳。

处方：当归 10g，绞股蓝 10g，黄连 15g，黄芩 15g，黄芪 20g，五味子 10g，防己 10g，前胡 10g，香附 10g，丹参 20g，白芍 20g，炒莱菔子 10g，淫羊藿 10g，佛手 10g，吴茱萸 3g，炙甘草 6g。7 剂，每日 1 剂，水煎服，每日早晚各 1 次，每次 150mL。

2013 年 2 月 7 日二诊：患者自测脉搏，律不齐，发作时未有明显不适。现周身乏力，活动后尤甚。纳差食少，偶有呃逆、腹胀。寐欠安，入睡难，多梦。夜尿 2 次，大便时干时稀。舌紫黯，苔薄白，根白腻。脉沉缓结代。BP 110/80mmHg。

处方：党参 15g，麦冬 10g，五味子 10g，丹参 20g，绞股蓝 10g，防己 10g，黄连 10g，苦参 15g，厚朴 10g，枳壳 10g，煅牡蛎 30g，吴茱萸 3g，淫羊藿 10g，柏子仁 30g，诃子肉 10g，炙甘草 10g。7 剂，每日 1 剂，水煎服，每日早晚各 1 次，每次 150mL。

2013 年 2 月 21 日三诊：心律不齐时有发作，劳累后明显，发作时头晕、冷汗出，夜间潮热。自觉胃中发冷、胀满，嗳气频，食欲差，未诉反酸、烧心等不适。口干，夜间明显，寐欠安，入睡难，服用艾司唑仑片助眠。夜尿 2 ~ 3 次 / 晚，大便日行 1 ~ 2 次，不成形。舌淡，苔白腻，脉沉细，律齐。BP 120/70 mmHg

处方：天冬 20g，百合 20g，当归 10g，赤芍 20g，丹参 20g，绞股蓝 10g，五味子 10g，苦参 15g，防己 10g，黄连 15g，厚朴 10g，枳壳 10g，吴茱萸 3g，酸枣仁 30g，合欢花 10g，炙甘草 10g，半夏 6g。7 剂，每日 1 剂，水煎服，每日早晚各 1 次，每次 150mL。

按语：

患者心律失常十余年，久病伤正，耗损心之气阴，气血阴阳亏损，脏腑功能失调，致心神失养，发为心悸。《丹溪心法·惊悸怔忡》所言："人之所主者心，心之所养者血，心血一虚，神气不守。"故治以温补心阳，安神定悸。

二诊脾胃中焦运化失司，脾胃虚弱，气血乏源，宗气不行，血脉凝滞，伴随脾失健运，痰湿内生，扰动心神。故在前方基础上加健脾理气药物，改善症状。

三诊患者服药后好转，减益肾温阳之品，加强健脾理气药物之功，以期疗效。

第三节

眩晕病临证经验

眩晕病是中医常见疾病，临床多涉及西医心脑血管疾病、颈椎病等，其中以高血压病为常见。《素问·五脏生成》曰："头痛巅疾，下虚上实，过在足少阴是也"。《素问·至真要大论》云："诸风掉眩，皆属于肝"，指出肝肾虚损为眩晕发生之根本。后世医家又有"无痰不作眩""无虚不作眩"等论述。阮士怡教授尊古而不泥古，在前人的基础上结合自己的临床经验，认为眩晕的发生无外乎风、火、痰、瘀、虚等病理因素，这些病理因素等产生与肝、脾、肾三脏密切相关，故治疗眩晕病多从肝、脾、肾三脏论治。肾主藏精，主骨生髓，肾精不足，不能生髓充脑，脑失所养，则可发为眩晕；肾水亏虚，肝木失养，肝风内动上扰清窍，可发为眩晕；肝木郁滞，反克脾土，脾虚湿盛，中焦失于运化，则气、血、水代谢紊乱，导致痰、瘀、火热内生，阻碍清阳，可致眩晕。临床眩晕病患者病机错综复杂，常肝、脾、肾三脏俱损，轻重不一。阮教授审病求机，抓住疾病等核心病机，辨肝、脾、肾之损，风、火、痰、瘀、虚之存，由之而论治。肾虚者常用桑寄生、枸杞子、淫羊藿、制首乌、女贞子、炙鳖甲等药物；肝肾亏虚、肝风内动明显者常用天麻、钩藤、牛膝、杜仲、决明子、菊花、夏枯草等补肝肾、平肝熄风之品；肝气郁滞者加香郁金、柴胡等疏肝之品；健脾常用党参、黄芪、绞股蓝、白术、焦三仙为主，辅以茵陈、白豆蔻、泽泻、砂仁等祛痰湿；有瘀者加丹参、川芎。

一、诸风掉眩，"平肝熄风法"治疗眩晕经验

在西医学中，眩晕多见于高血压、动脉硬化、贫血、颈椎病、耳源性疾病等。阮士怡教授认为，眩晕的病因病机多为风、火、痰、虚、瘀等，病位虽在脑，却与肝、脾、肾关系密切，其中尤以肝为主。肝风作祟是眩晕发生的重要病机。所谓无风不作眩，肝为风木之脏，主动主升。忧郁恼怒，可致肝气不调，气郁化火，肝阳上亢，肝风内动，上扰清窍，发为眩晕。

此型眩晕症的患者，临床表现常为头晕目眩、头胀或痛、心烦易怒、失眠多梦、耳鸣口苦、面色红赤、血压偏高等，多因情志刺激而诱发或加重。治疗此症应以平肝熄风、滋阴养血为主。阮教授临证常用龙骨、牡蛎、代赭石、龟板、天麻、钩藤等平肝潜阳药物，加菊花、僵蚕、蝉衣平肝熄风、清利头目，又佐以白芍等滋阴柔肝，使肝风得平。可改善脑部微循环，增加脑血流量，缓解血管痉挛，止痛安神。

验案 1

李某某，女，78 岁，退休。2012 年 10 月 18 日初诊。

主诉：血压偏高 20 余年，加重伴头晕半月。

现病史：患者高血压病史 20 余年，最高达 200/80mmHg。平素控制不佳，现服厄贝沙坦片、非洛地平缓释片。半月前无明显诱因出现头晕，自测血压升高，伴面部通红，双目发胀，耳鸣如蝉，腰部酸痛，全身乏力，目欲闭，口干不欲饮，双目干

涩。纳尚可，常自觉胃脘胀满，嗳气。寐欠安，服艾司唑仑片助眠。小便量少，排尿无力，大便可。双下肢水肿。舌暗红，苔黄腻，脉弦。BP 140/60mmHg。

西医诊断：高血压病。

中医诊断：眩晕（肝阳上亢证）。

治法：平肝熄风。

处方：黄芪 30g，钩藤 10g，天麻 15g，杜仲 15g，牛膝 15g，当归 10g，丹参 20g，女贞子 20g，地龙 15g，泽泻 30g，黄连 10g，枳壳 6g，白豆蔻 6g。7 剂，每日 1 剂，水煎服，每日早晚各 1 次，每次 150mL。

2012 年 11 月 1 日二诊：患者自述服药后症状好转，血压控制良好，腿肿缓解。一周前夜间无明显诱因出现心绞痛，无汗，心前区疼痛放射至肩背，自服硝酸甘油缓解。现偶有气短，耳鸣如蝉，胃脘舒适，偶有腰痛。纳可，寐欠安，服艾司唑仑片助眠，大便可。舌红，苔黄腻，脉弦。BP 140/65mmHg。

处方：黄芪 30g，丹参 20g，海藻 15g，夏枯草 10g，钩藤 10g，杜仲 10g，牛膝 15g，女贞子 20g，五味子 10g，降香 10g，前胡 10g，火麻仁 10g，紫石英 20g，合欢花 10g，白豆蔻 6g，佛手 10g。7 剂，每日 1 剂，水煎服，每日早晚各 1 次，每次 150mL。

2012 年 11 月 15 日三诊：服药后症状缓解，偶有头晕，口干减轻，自觉胃脘部胀满不舒，呃逆。时耳鸣，易疲乏，腰背、双下肢疼痛。纳差，寐欠安，服地西泮片 1 ~ 2 片。夜尿 3 ~ 4 次，大便可。舌红，苔黄腻，脉弦。BP 140/60mmHg。

处方：绞股蓝 10g，丹参 20g，川芎 10g，炙鳖甲 30g（先煎），海藻 15g，夏枯草 15g，细辛 3g，补骨脂 10g，刺五加 15g，酸枣仁 30g，紫石英 20g，炙甘草 10g，防己 10g，前胡 10g。7 剂，每日 1 剂，水煎服，每日早晚各 1 次，每次 150mL。

按语：

本案患者老年女性，高血压病史 20 余年，近半年控制不佳血压偏高。阮教授认为眩晕病机主要分虚、实两种，虚者为髓海不足，或气血亏虚，清窍失养；实为风火痰瘀扰动清窍。患者年老病久，每头晕时腰部酸痛，耳鸣如蝉，故病属本虚标实；肝肾阴不足，水不涵木，或肝郁化火，均可致肝阳化风，肝风内动，致眩晕且伴有面部通红，双目发胀。舌红，苔黄腻，脉弦，系阴虚火旺、痰浊不化之象。

二诊效不更方，保留主方天麻钩藤饮。腿肿缓解而去泽泻，胃脘舒适则去枳壳、黄连；加入海藻消痰软坚，夏枯草清肝明目，五味子益气生津、收敛固涩；降香行气活血止痛，前胡降气化痰，火麻仁润肠通便，三者化痰祛瘀，使邪有出路；紫石英、合欢花安神；佛手、白豆蔻化湿浊。

三诊，药后症状缓解。原方以天麻钩藤饮为基础方，平肝潜阳，滋养肝肾，配伍软坚散结，镇静化痰之药。现偶有头晕，胃脘部不适，呃逆，为胃阴不足、胃气上逆所致；腰背酸痛，双下肢疼痛，乃肾阳不足。故治法由重镇滋阴潜阳化痰，转为软坚散结化痰，增加软坚散结之药，及补肾安神利水之药。方中绞股蓝、炙鳖甲、丹参、川芎、海藻、夏枯草软坚散结；细辛、补骨脂、刺五加温通补肝肾强筋骨；酸枣仁、紫石英安神重镇。

验案 2

崔某某，男，59 岁。2012 年 12 月 20 日初诊。

主诉：头晕 2 个月余，加重 5 天。

现病史：患者高血压病史 20 余年，近 2 个月由于家庭原因情绪起伏不定，血压波动，最高时达到 180/110mmHg，近 5 日加重。现自觉头晕，视物旋转，偶有头沉，无疼痛，偶有头胀，目干，偶有耳鸣。口干欲饮温水，时有口苦。无心前区不适，偶有憋气。平素心烦易怒，盗汗，易疲乏。纳可，寐欠安，入睡困难，多梦，夜尿 2～3 次/晚。舌红，苔薄黄，脉弦缓。BP 150/95mmHg。

西医诊断：高血压病。

中医诊断：眩晕（肝肾阴虚、肝阳上亢证）。

治法：平肝熄风，滋补肝肾。

处方：桑寄生 20g，淫羊藿 10g，细辛 3g，菊花 15g，麦冬 15g，丹参 20g，川芎 10g，山萸肉 10g，肉苁蓉 15g，酸枣仁 30g，制首乌 5g，合欢花 10g。7 剂，每日 1 剂，水煎服，每日早晚各 1 次，每次 150mL。

2013 年 1 月 3 日二诊：患者服药后症状平稳，一周未见头晕，头沉症状减轻，无头胀，无胸闷胸痛，无憋气。仍口干欲饮，晨起口苦严重。纳可，寐较安，梦多，夜尿 1～2 次/晚，大便日 1 行。舌红少津，苔白腻，脉弦缓。BP 145/90mmHg。

处方：桑寄生 20g，淫羊藿 10g，川芎 10g，钩藤 15g（后下），麦冬 15g，细辛 3g，牡丹皮 15g，夏枯草 15g，制首乌 5g，仙茅 10g，酸枣仁 30g，柴胡 10g，菊花 15g，丹参 20g，海藻 15g。7 剂，每日 1 剂，水煎服，每日早晚各 1 次，每次 150mL。

2013 年 1 月 19 日三诊：患者自测血压 140/80mmHg，无头痛，无头晕，无头胀。近期发现双下肢轻度水肿，晨起咽干、口干，欲饮热水，无口苦。纳可，寐安，二便调。舌红，苔薄白，脉弦缓，BP 130/95mmHg。

处方：桑寄生 15g，淫羊藿 10g，仙茅 10g，牛膝 15g，夏枯草 15g，决明子 20g，僵蚕 15g，茵陈 30g，黄连 15g，泽泻 30g，酸枣仁 30g。7 剂，每日 1 剂，水煎服，每日早晚各 1 次，每次 150mL。

2013 年 2 月 4 日四诊：患者服药后症状减轻，头晕消失，血压控制较好。近日自觉左右第二、三趾发凉，皮温减低，伴麻木感，双下肢水肿，昼轻夜重。近日多于洗澡后双眼发红，无痒痛，双膝疼痛。纳可，寐欠安，夜尿 1～2 次／晚，二便调。舌红，苔白滑，脉弦缓。BP 140/90mmHg。

处方：桑寄生 15g，淫羊藿 10g，仙茅 10g，钩藤 10g（后下），地龙 20g，茵陈 30g，泽泻 30g，牛膝 15g，生地黄 30g，白术 20g。7 剂，每日 1 剂，水煎服，每日早晚各 1 次，每次 150mL。

按语：

眩晕一证，多属本虚标实，肝肾不足、气血亏虚为本，风、火、痰、瘀为标。本患者由于情志不遂，肝失疏泄，气郁化火，肝阴耗动，上扰清窍，眩晕则作；又因久病伤肾，致使肾阴亏虚，肝肾同源，肾阴虚不能上滋肝木，致肝肾阴虚，不能上荣头目，亦可见头晕目眩。故以滋补肝肾、平肝熄风为治则。方中用桑寄生、淫羊藿、肉苁蓉、山萸肉滋补肝肾；川芎活血上行止头痛，配合菊花清利头目；丹参兼有活血安神之功；细辛气味香窜，升散之力颇强，有较好的通络止痛之功；《本草详解》云：“何首乌，白者入气分，赤者入血分。肾主封藏，肝主疏泄，此物苦补肾，温补肝，所以养血补肝，固精益肾”，细辛、制首乌合用，祛风止痛，养血通窍。

二诊，患者血压平稳。去首诊方中山萸肉、肉苁蓉，渐缓补益之力；加夏枯草缓解高血压引起的头目眩晕，钩藤（因含钩藤碱和异钩藤碱，故有兴奋呼吸中枢、扩张周围血管、降低血压的作用）清热平肝、镇痉熄风。仍用酸枣仁安心养神，加强睡眠。

四诊，患者诸症逐渐好转，药效佳。故本次复诊，续用之前治法，去天麻、钩藤、丹参、天冬、郁金、制首乌，加僵蚕、黄连、泽泻，针对下肢水肿及口干、口苦加以治疗。

验案 3

李某某，女，61 岁。2012 年 11 月 15 日初诊。

主诉：眩晕间作 1 年余。

现病史：患者高血压病史 1 年余，期间进行间断药物治疗。现头晕间作，全身乏力，双下肢尤甚，下肢关节时痛，双足恶寒。胃脘部不适，不思饮食，反酸，午餐后腹部胀气不舒，口干口苦，欲饮温水。偶有左腹隐痛，腰部酸痛，自汗。纳差，寐尚可，二便调。舌淡，苔白腻，脉弦细。BP 130/90 mmHg。

西医诊断：高血压病。

中医诊断：眩晕（肝气不舒、脾胃失和证）。

治法：平肝熄风，健脾理气。

处方：天麻 15g，夏枯草 15g，茯苓 15g，当归 10g，白芍 20g，麸炒枳壳 10g，焦山楂 10g，焦麦芽 10g，焦神曲 10g，炒莱菔子 10g，牛膝 10g，柴胡 6g，酸枣仁 30g，紫石英 20g，白豆蔻 6g。7 剂，每日 1 剂，水煎服，每日早晚各 1 次，每次 150mL。

按语：

《丹溪心法》提出"无痰不作眩"，主张眩晕"治痰为先"，分清实虚之别，患者头晕，苔白腻，脉沉迟，为痰湿中阻，上扰清窍。《素问·至真要大论》言："诸风掉眩，皆属于肝"。对于本案，治疗应以肝、脾为要，当健运脾胃以截断痰湿之源，平肝潜阳以稳定血压波动。患者主诉为头晕，兼症中既可以见到胸闷、气短、乏力、恶寒等虚象，又可以见到胃胀、反酸、口干口苦等实证表现，总属肝脾不调，虚实夹杂之证。故阮教授采用了疏肝和胃健脾，顺气平调，则诸症可愈。方中天麻（又名定风草）入肝经，能平肝潜阳，联用夏枯草以加强平肝熄风之效；柴胡、白芍、枳壳疏肝理气；焦三仙、莱菔子、茯苓、白豆蔻和胃健脾；当归、牛膝、夏枯草活血下行；酸枣仁、紫石英、养心安神。诸药共奏疏肝和胃、健脾养血之功。

验案 4

张某某，女，34 岁。2012 年 12 月 13 日初诊。

主诉：血压升高 2 年余。

现病史：2010 年 12 月因劳累后出现心慌症状主动查体，发现血压偏高。查心脏彩超正常，尿常规（－）。血压最高达 150/110mmHg。现服缬沙坦片，血压控制可，平素自测血压 120 ～ 130/70 ～ 80mmHg。现偶觉头晕昏沉，视物模糊，疲劳感明显。畏寒，四末厥逆尤甚，但夜间自觉手心潮热。情绪欠佳，易焦虑心烦。纳可，寐安，二便调。舌红瘦，少苔，脉弦细。BP 120/90mmHg。

西医诊断：高血压病。

中医诊断：眩晕（少阳枢机不利、肝阳上亢证）。

治法：和解少阳，平肝熄风。

处方：柴胡 6g，黄芩 10g，黄连 15g，钩藤 10g（后下），当归 10g，赤芍 20g，郁金 10g，僵蚕 10g，地龙 10g，牛膝 15g，火麻仁 10g，车前子 20g（包煎），炙甘草 6g。7 剂，每日 1 剂，水煎服，每日早晚各 1 次，每次 150mL。

2012 年 12 月 20 日二诊：药后症减，本周自测血压约 120/80mmHg。现服缬沙坦胶囊 40mg，每日 1 次（较前减半）。自觉头部昏沉，晨起头昏稍重，活动后减轻，未诉明显头痛。寐欠安，入睡难，夜间偶发心慌，手脚心热，近日情绪烦躁。正值行经，腰部酸痛，经血夹少量血块。舌红瘦，苔薄白，脉沉细。BP 120/80mmHg。

处方：天麻 15g，黄连 15g，白芍 20g，当归 20g，黄柏 10g，牛膝 15g，丹参 15g，酸枣仁 30g，桑寄生 15g，续断 15g，砂仁 6g。7 剂，每日 1 剂，水煎服，每日早晚各 1 次，每次 150mL。

按语：

患者未见头胀头痛等典型的高血压阳亢症状，其头晕以昏沉明显，伴有冷热感觉障碍，情绪不稳，当属气血虚弱，营卫不和，少阳枢机不利。《伤寒论·辨太阳病脉证并治》载："伤寒五六日中风，往来寒热，胸胁苦满，嘿嘿不欲饮食，心烦喜呕，或胸中烦而不呕，或渴，或腹中痛，或胁下痞硬，或心下悸，小便不利，或不渴，身有微热，或咳者，小柴胡汤主之。"临证时，加减运用灵活多变，"但见一证便是，不必悉具。"方中柴胡与黄芩和解少阳，条达上下，运转内外；臣以补血活血，平肝清热的药物，如当归、赤芍、地龙、牛膝，引血下行；僵蚕、郁金斡旋中焦，活血行气，加黄连以清中焦火热；车前子、火麻仁通利二便，给毒邪以出路。

二诊药后效佳。本次患者正值行经，故多以活血补血、补肝肾的药物为主，配以少量天麻、黄连清上焦浮火。针对头晕心烦症状，同时配以大量的养血补血药物，使经行得畅，去瘀生新。

二、无痰不作眩，"化痰软坚法"治疗眩晕经验

阮士怡教授认为，脾失健运导致的痰浊、水饮等病理产物的堆积，是眩晕发生的重要因素。阮教授认为，其病机乃是痰浊蒙蔽清阳，清阳不升，则眩晕头重如蒙；痰浊中阻，浊阴不降，气机不利，故胸闷恶心；脾阳不振，则少食多寐；苔白腻，脉濡滑，均为痰浊内蕴所致。

此型眩晕症的患者，常恣食肥甘厚味，临床表现常为眩晕而见头昏如蒙、头重如裹、胸闷、恶心、呕吐痰涎、食少多寐、苔白腻、脉濡滑，当治以化痰软坚、健脾行气。常用半夏、白术、陈皮、夏枯草等化痰软坚药，佐以砂仁、豆蔻芳香运脾、健脾行气，使湿浊自化。

验案 1

李某某，男，52 岁，职员。2012 年 11 月 8 日初诊。

主诉：血压偏高 2 年余。

现病史：2 年前于体检时发现血压偏高，为 150/110mmHg，后就诊于当地医院，口服厄贝沙坦片、苯磺酸氨氯地平片，血压控制尚可。现患者偶有头晕，午后尤甚，伴头胀、心前区不适、左肩背紧缩感、双目胀涩。口干喜冷饮，平素性情急躁易怒。纳可，寐安，夜尿 1 ~ 2 次，大便调。舌淡，苔白腻，左脉弦，右脉沉。BP 120/95mmHg。查胸部 X 片提示右心饱满。

西医诊断：高血压病。

中医诊断：眩晕，胸痹（痰浊痹阻证）。

治法：通阳泄浊，化痰软坚。

处方：瓜蒌 30g，薤白 10g，半夏 6g，麦冬 5g，丹参 20g，紫石英 20g，郁金 10g，生龙齿 30g（先煎），炙甘草 6g。7 剂，每日 1 剂，水煎服，每日早晚各 1 次，每次 150mL。

2012 年 11 月 15 日二诊：患者自觉服药后头晕症状改善不甚明显，现偶有心慌、颈肩部酸痛不适，口干欲冷饮，心烦易怒，口微苦，双目干涩。纳可，寐欠安，夜尿

2～3次/晚，大便调。舌紫黯，苔白厚腻，脉沉弦。BP 120/90mmHg。

辅助检查：2012年11月8日于当地医院查胸部CT：双肺间质性改变；纵隔淋巴结略大，心脏略大，主动脉及冠状动脉硬化，双侧胸膜局部增厚。

处方：绞股蓝10g，丹参30g，夏枯草15g，炙鳖甲30g（先煎），牛膝15g，刺五加15g，黄芪20g，茯苓15g，女贞子20g，紫石英20g，合欢花20g，钩藤10g后下，制首乌5g，决明子20g。7剂，每日1剂，水煎服，每日早晚各1次，每次150mL。

2012年12月06日三诊：患者服药后头晕症状缓解，前额及两侧太阳穴胀痛不适，劳累后心慌时作，自觉气短、左肩背部刺痛，面部潮热，眼部干涩，口渴喜冷饮。纳可，夜寐欠安，易醒，大便调，夜尿2次。舌暗红，苔白腻，脉滑。BP 120/90mmHg。

处方：绞股蓝10g，丹参20g，夏枯草10g，炙鳖甲30g（先煎），刺五加10g，麦冬15g，茯苓10g，制首乌5g，桑寄生20g，淫羊藿10g，天冬12g。7剂，每日1剂，水煎服，每日早晚各1次，每次150mL。

按语：

患者脑力工作且平时易怒，多思损脾，木旺乘脾，易致脾虚不运。脾主中焦，为运化的枢机，津液失运易化湿生痰。痰湿之邪随气机升降在体内流窜：痰湿上阻于脑，脑窍失于清明，则可以见到头晕目眩；湿为阴邪，伤及胸中之阳，则心慌胸闷；中阻脾胃，津液不能上承于口，则见口干口苦等表现。本案中患者血压偏高，头晕不适多于午后为甚，午后为阳明经主时，阳明主脾胃，说明病在中焦。心脏不适也多以心慌、憋气、胸闷为主要表现，并非典型的瘀血所致的刺痛感。故结合舌脉判为中焦脾虚，痰浊痹阻血脉，阻滞气机所致。考虑到患者体质尚可，可以采用"急则治标"，先祛邪，再图缓以治本，故使用通阳泄浊、豁痰宣痹之法。

瓜蒌薤白半夏汤是《金匮要略·胸痹心痛短气病脉证并治》中的经典方剂，主治"胸痹之病，喘息咳唾，胸背痛，短气，寸口脉沉而迟，关上小紧数……胸痹不得卧，心痛彻背者"，其立法在于通阳宣痹。瓜蒌苦寒滑利，豁痰下气，宽畅胸膈（阮教授认为，瓜蒌化胸中痰滞，只有胸中痰滞得化，方能使胸阳得到舒展）。薤白乃通心阳之药，长于散壅解郁，通阳散结以止痹痛，《长沙药解》记载："薤白，辛温通畅，善散壅滞，故痹者下达而变冲和，重者上达而化轻清……缘其条达凝郁故也"。半夏味辛，健脾燥湿，可消痞散结。针对病邪之所在合而用之，同时加入丹参、郁金活血通络；紫石英、生龙齿镇心定惊安心神以疗心慌不安；麦冬、炙甘草养心复脉，药理学研究显示炙甘草的有效成分和麦冬总皂苷具有抗心律失常的作用。

二诊，中医治疗疾病的基本思维在于辨证论治，同时也是探索和追寻病本病机，并不断总结的过程。本案中患者反应上方疗效并不明显，仔细问诊之后，发现患者除主诉头晕之外，另有较为明显的肝脉郁滞与气虚兼见之候。如情绪波动时头晕加重，心烦易怒，口干口苦，双目干涩伴发胀感，心前区不适多于劳累后发生，多梦早醒，夜尿频等。故阮教授在本次调整中多使用活血软坚和补气安神的药物，肝肾兼顾，气血同调。绞股蓝、炙鳖甲具滋阴潜阳之功，药理学研究显示绞股蓝尚可降低外周血管阻力，减慢心率；夏枯草协同鳖甲共奏软坚散结之功；丹参取其药理学之扩张血管以降压，以及抑制心脏收缩力以减慢心率的作用；牛膝引血下行，药理学研究显示其还有降压作用；制首乌具有减慢心率并对缺血心肌有一定的保护作用；女贞子提取物具有使微血流速度减慢、血管开放数目增加的作用；患者症状多于劳累后出现，故予黄芪、刺五加、茯苓补气实脾固肾，刺五加提取物还具有抗疲劳的作用；钩藤、决明子平肝止眩；紫石英、合欢花共奏治疗失眠多梦之效；合欢花，药理学研究证明其能有效抑制自发活动。

三诊，患者服药后症状缓解，仍有心慌气短。故减女贞子、紫石英、合欢花、钩藤、决明子，予桑寄生以补肝肾强筋骨（从药理学角度，桑寄生具有降压作用），以淫羊藿补肾壮阳。阮教授认为，桑寄生、炙鳖甲、淫羊藿、制首乌共奏调补肝肾、益精填髓之效。另配以天冬养阴清热、润肺滋肾，同用治本。

验案 2

邵某某，女，68 岁，退休。2014 年 1 月 23 日初诊。

主诉：血压波动半年。

现病史：患者于半年前因胸闷憋气就诊于某三甲医院，诊断为"冠心病，心律失常（偶发房早，短阵房速，频发室早），高血压 3 级"，予抗血小板、调脂、扩冠、降压等治疗后症状改善。现患者血压控制不佳，波动在 150～160/80～90mmHg 之间，伴眩晕、头汗出，口干不欲饮，腰膝酸痛。纳可，寐欠安，大便可，小便急。舌暗红，苔白腻，脉沉结代。BP 160/90mmHg。

西医诊断：高血压病，心律失常（房性早搏，室性早搏）。

中医诊断：眩晕（痰瘀互结证）。

治法：软坚散结，活血化瘀。

处方：绞股蓝 10g，夏枯草 15g，葛根 10g，炙鳖甲 30g（先煎），牛膝 15g，牡丹皮 15g，当归 10g，白芍 20g，防己 10g，前胡 10g，茵陈 30g，淫羊藿 10g，沙苑子 10g。7 剂，每日 1 剂，水煎服，每日早晚各 1 次，每次 150mL。

按语：

患者年近七旬，患病非一时之成，久病多瘀、多痰。头汗出较甚，痰多，乏力，是痰邪尚存，阻滞气机和血运的表现，其舌脉表现亦有痰瘀阻滞之象。故治法以软坚散结，活血化瘀为主。阮教授认为绞股蓝、炙鳖甲、夏枯草皆为软坚散结之品，在此基础上予以活血化瘀之牛膝、牡丹皮、当归、白芍。而肾与脾分别为先后天之本，患者年老，先后天亏虚，故以淫羊藿、沙苑子补命门、助肾阳、益肾精（《本草备要》载："淫羊藿，补命门，益精气"；《本草纲目》言："沙苑子，补肾，治腰痛……虚损劳气"）。茵陈、防己、前胡的药理学研究显示三者均具有抗心律失常的作用。

验案 3

刘某某，女，43 岁，职员。2012 年 9 月 13 日初诊。

主诉：眩晕间作半年。

现病史：半年前因情绪波动后出现头晕，遂就诊于当地社区医院，测血压约为 150/102mmHg，予酒石酸美托洛尔片、缬沙坦片治疗，患者规律服用，现血压控制在 140/90mmHg 左右。近日患者头晕间作，伴胸闷、憋气、左肩沉重、腰以下重坠疼痛。平素性情急躁易怒，善太息。纳少，寐安，大便黏腻不爽，每日 1 次，小便可。舌淡，苔白厚腻，脉沉弦。BP 150/100mmHg。

辅助检查：2012 年 9 月 10 日当地社区医院查心电图示窦性心律，ST-T 段呈缺血改变。

西医诊断：高血压病。

中医诊断：眩晕（痰湿困阻、肝阳上亢证）。

治法：涤痰散结，平肝熄风。

处方：绞股蓝 10g，海藻 15g，牛膝 15g，炙鳖甲 30g（先煎），生地黄 30g，当

归 10g，天麻 20g，钩藤 10g（后下），地龙 15g，陈皮 10g，炙甘草 6g。7 剂，每日 1
剂，水煎服，每日早晚各 1 次，每次 150mL。

按语：

患者主因高血压出现头晕症状，且患者多在情绪波动后出现症状加重，属易怒
之体质，故肝郁在先。木旺乘土，土虚不运津液，易化生痰湿，痰湿随气上犯于胸，
胸阳不展，而见胸闷憋气。胸中乃心之本位，心经所过，牵及肩背，故左侧肩背部沉
重感。痰湿困阻下焦，故见腰腹重坠，脾虚不运，故见纳呆，乏力，舌淡，苔白腻，
脉沉弦，皆为痰湿困阻、肝阳上亢之征。故治以涤痰散结、平肝熄风。方中绞股蓝、
海藻、炙鳖甲、炙甘草合用，涤痰散结效彰；陈皮理气燥湿化痰；患者兼有肝阳上
亢之象，故予天麻、钩藤、地龙、牛膝以平肝熄风；生地黄、当归合用以养血和血。
《主治秘诀》曰："当归，其用有三：心经本药一也，和血二也……"而药理学研究显
示，生地黄和当归的有效成分均具有降压的作用。

验案 4

李某某，女，62 岁，退休。2013 年 8 月 15 日初诊。

主诉：血压偏高 18 年，加重伴头晕头痛 5 个月。

现病史：患者高血压病史 18 年，近 5 个月晨起及晚间血压升高，最高达
170/90mmHg。偶有头晕、头痛、心慌、心前区闷痛，平素乏力懒言，畏寒恶风。纳
少，时嗳气，寐差，服艾司唑仑片助眠，大便干，日 1 行。舌暗红，苔白腻，脉弦
缓。BP 150/85mmHg。

西医诊断：高血压病。

中医诊断：眩晕（气血亏虚、痰浊闭阻证）。

治法：补养阴血，软坚散结。

处方：当归 10g，赤芍 20g，川芎 10g，海藻 15g，绞股蓝 10g，女贞子 20g，枸
杞子 15g，炙鳖甲 30g（先煎），五味子 10g，淫羊藿 10g，沉香 5g，细辛 3g，火麻
仁 10g，生侧柏叶 10g，仙鹤草 15g。7 剂，每日 1 剂，水煎服，每日早晚各 1 次，每
次 150mL。

2013 年 8 月 22 日二诊：患者服药后自觉症状减轻，血压平稳，时有反酸，食后
胃脘部胀满不适，夜间心慌汗出，下肢畏风，大便干燥较前缓解。纳可，寐欠安，舌

暗红，苔白腻，脉弦缓。BP 150/80mmHg。

处方：黄精 15g，茯苓 10g，沉香 10g，乌药 10g，藿香 10g，党参 10g，麦冬 10g，五味子 10g，丹参 30g，细辛 3g，当归 10g，夏枯草 10g，泽泻 30g，酸枣仁 30g，砂仁 6g。7 剂，每日 1 剂，水煎服，每日早晚各 1 次，每次 150mL。

2013 年 8 月 29 日三诊：患者自觉服药后头晕头痛症状减轻。近两日因休息欠佳，自觉心慌间作，劳累后尤甚，伴腰酸腰痛，偶有视物旋转，晨起尤甚，眼干涩，未诉胸闷、憋气、心前区疼痛等不适。纳差，食后胃脘仍胀满不舒，寐欠安，易醒，夜尿 3 次，大便调。舌暗红，苔白腻，脉弦缓。BP 130/80mmHg。

处方：当归 10g，绞股蓝 10g，女贞子 20g，炙鳖甲 30g（先煎），枸杞子 15g，制首乌 5g，天冬 10g，肉苁蓉 10g，淫羊藿 10g，丹参 20g，酸枣仁 30g，焦三仙各 30g。7 剂，每日 1 剂，水煎服，每日早晚各 1 次，每次 150mL。

按语：

本案患者年老体弱，五脏皆衰，脾肾亏虚，气血不足，痰浊凝聚发为眩晕；心前区闷痛，背部刺痛亦为痰瘀互结，不通则痛；乏力，畏寒恶风，纳少，大便秘结，舌紫，苔白干腻，脉弦缓，为气血亏虚所致。方中当归、赤芍、川芎养血活血、通络；海藻、绞股蓝、炙鳖甲软坚散结；女贞子、枸杞子、五味子、淫羊藿同用，益气养阴、平补肾阴肾阳；沉香、细辛温通血脉、调达疏郁；火麻仁润肠通便；侧柏叶、仙鹤草凉血止血。

二诊时症状减轻。减少软坚散结药物，改用夏枯草清热泻火，散结消肿；黄精滋肾润肺，补脾益气；党参、麦冬、五味子益气固表，敛阴止汗；茯苓，泽泻，利水健脾；藿香芳香化湿浊，砂仁和胃醒脾，乌药温中散寒，同用温中化湿，行气利水，针对胃脘部反酸、腹胀等症状。

三诊见效守方。胃脘症状好转，故减去化湿利水药物；而劳累后心慌明显，头晕、头痛，原方继用初诊软坚散结药物和滋补肾阴肾阳药物，加用肉苁蓉平补肾阴肾阳，酸枣仁宁心安神，焦三仙消食和胃。

三、无虚不作眩，"益肾健脾法"治疗眩晕经验

阮士怡教授临证尤重脾肾。脾为后天之本，气血生化之源。思虑劳倦或饮食不节，可损伤脾胃，或因脾胃素虚，皆能导致气血不足，气虚清阳不升，血虚脑失濡

养，而发为眩晕。肾为先天之本，主藏精生髓，脑为髓海。房劳过度，或有遗精滑泄之疾，或年老体衰，肾精耗伤，脑髓不足，也为眩晕之因。

眩晕患者多年长体虚。脾肾亏虚型眩晕者，其眩晕动则加剧，劳则即发，面色萎黄或苍白，唇甲无华，心慌气短，食少身倦。偏于肾精不足者也可伴有腰膝酸软、神疲健忘、遗精耳鸣，记忆减退。治疗此症应以益肾健脾、培补气血为主。脾虚甚者，常用黄芪、白术等补脾益气之药，佐以酸枣仁、龙眼肉、当归等养血安神之品。肾虚甚者，常用枸杞子、山药、仙茅、淫羊藿、女贞子、旱莲草等，补肾填精，上滋髓海。

验案 1

冯某某，男，56 岁。2013 年 1 月 3 日初诊。

主诉：血压波动 20 余年。

现病史：高血压病史 20 余年，血压最高时达 150/100mmHg，未经系统治疗。胸闷、憋气伴心慌、乏力，劳累及情绪波动后加重。乏力明显，自汗频，四肢厥逆，自觉双腿沉重，不肿。自觉夜间口干。腹胀，纳寐可，大便调，日 1 行。舌暗红，苔白腻，脉弦缓不齐。BP 130/100mmHg。

既往史：心律失常（房颤）10 年余。

西医诊断：高血压病。

中医诊断：眩晕（心肾阳虚证）。

治法：温补脾肾，振奋心阳。

处方：桑寄生 20g，淫羊藿 10g，白芍 15g，川芎 10g，丹参 20g，牛膝 15g，夏枯草 15g，牡丹皮 15g，远志 10g，枳壳 10g，葶苈子 10g，猪苓 15g，煅紫石英 20g，白豆蔻 6g。7 剂，每日 1 剂，水煎服，每日早晚各 1 次，每次 150mL。

按语：

心主血脉，肝主藏血，脾胃为枢，是气血生化之源，此三者相辅相成共同主宰血脉的正常运行。肝为刚脏，体阴而用阳，疏泄得当，则气血条畅；但若因肝阴亏虚导致肝阳偏亢，肝气生发太过，可横逆犯胃，脾胃输布功能失常。脾胃为后天之本，气血津生化乏源，心血亏虚，心阴受损，则会出现胸痹，心悸等症状。本例患者自发病起，多年而缓作，乃是渐进而为，患者年过半百，肾气自半，精血渐衰始感心胸不舒，发作日频，日久不愈，且在劳累和情绪激动后加重。故阮教授遵"急则治标，缓则治本"之则，采用"温补阳气，振奋心阳"之法。此法充分体现了阮教授运用"正气存内，邪不可干"和"未病先防"的治未病思路。方用桑寄生、牛膝补肝肾、强筋骨，淫羊藿补肾壮阳、祛风除湿，三药合用补肾之力更强；丹参补养心血，与白芍配合使用，收敛肝阴以养血；川芎活血行气；牡丹皮清热凉血；夏枯草清热泻火，还可缓解高血压可能引起的头目眩晕；远志、枳壳、葶苈子、猪苓，功在泻肺平喘、利水消肿；紫石英安心养神，改善睡眠；加白豆蔻，健脾和胃。

验案 2

侯某某，男，40 岁，职员。2014 年 5 月 29 日初诊。

主诉：头晕间作 25 天。

现病史：患者自述 25 天前无明显诱因出现头晕症状，自测血压为 120/80mmHg，伴汗出，休息后缓解，就诊于当地医院，诊断为脑供血不足。素畏寒，头晕时作，左侧面部偶有麻木，腰痛，未诉胸闷憋气。纳可，寐差，大便每日 2～3 次，不成形，小便可。舌淡胖，苔黄腻，脉沉细。BP 110/80mmHg。

辅助检查：2014 年 5 月 26 日于当地医院查颈动脉彩超示双侧颈动脉硬化伴左侧硬化斑块形成；颈部 X 线示颈椎骨质增生伴生理曲度变直；经颅彩超示左侧大脑中动脉流速增快，考虑狭窄；颅脑 MR 示左侧侧脑室后角旁缺血灶。

西医诊断：脑供血不足。

中医诊断：眩晕（脾肾亏虚、痰浊阻滞证）。

治法：益肾健脾，软坚散结。

处方：绞股蓝 10g，川芎 10g，牡丹皮 15g，炙鳖甲 30g（先煎），女贞子 20g，旱莲草 15g，鹿衔草 10g，枸杞子 15g，五味子 10g，淫羊藿 10g，红花 10g，炙甘草 10g。7 剂，每日 1 剂，水煎服，每日早晚各 1 次，每次 150mL。

按语：

《黄帝内经》曰："年四十而阴气自半，起居衰矣……"说明人在四十岁以后阴气逐渐衰退，正气渐虚。肾为先天之本，正气虚当以先天为起始。患者平素畏寒乃先天肾阳亏虚不能温煦，头晕则为肾精亏虚不能充养于脑而见。脑为元神之府，脑髓不充，脑失所养，现代医学研究脑神经不得滋养可出现感觉异常，故患者有面部麻木之感。腰为肾之府，肾之亏虚，故见腰痛。脾肾为先后天之本，脾主运化以生水谷精微之气，为气血生化之源；肾藏元阴元阳，受后天充养。治疗宜以"益肾健脾，软坚散结"为法。绞股蓝、炙鳖甲、枸杞子、女贞子、旱莲草、淫羊藿、五味子、炙甘草合用，共奏温肾健脾之功。炙鳖甲、枸杞子、女贞子、旱莲草、五味子具有补肝益肾的作用；淫羊藿、鹿衔草温补肾阳，同补益肝肾之品相合，阴阳既济；川芎活血行气，上行头目，有效成分能通过血脑屏障，在脑干分布较多，有扩张血管、改善微循环及抑制血小板聚集的作用，具有疗头晕之功；因患者检查提示血管狭窄以及斑块的形成，考虑兼有血瘀之微象，故予以牡丹皮、红花，活血祛瘀，药理学研究显示二药均具有抗血小板聚集的作用。

验案 3

葛某某，男，76 岁，农民。2013 年 5 月 16 日初诊。

主诉：眩晕间作 1 个月。

现病史：患者 1 个月前无明显诱因出现眩晕，多于体位变化时明显，伴耳鸣，视物模糊，气短神疲乏力，未诉明显胸闷胸痛，纳少，寐欠安，入睡难，多梦易醒，夜尿 2 ~ 3 次 / 晚，大便每日 2 ~ 3 次，不成形。舌紫黯，苔薄白，脉弦缓。BP 150/90mmHg。

既往史：陈旧心肌梗死病史 13 年，高血压病史 25 年。

西医诊断：高血压病，冠心病（陈旧性心肌梗死）。

中医诊断：眩晕（脾肾亏虚、痰浊阻滞证）。

治法：益肾健脾，软坚散结。

处方：绞股蓝 10g，川芎 10g，地龙 15g，炙鳖甲 30g（先煎），丹参 20g，制首乌 5g，女贞子 20g，旱莲草 15g，五味子 10g，枸杞子 10g，沉香 6g，焦山楂 10g，炙甘草 6g，焦麦芽 10g，焦神曲 10g。7 剂，每日 1 剂，水煎服，每日早晚各 1 次，每次 150mL。

2013 年 6 月 20 日二诊：药后眩晕症状减轻，视物旋转感消失。现仍偶有心慌、胸闷、汗出，服速效救心丸后可缓解，近期血压控制在 150/85mmHg 左右。纳尚可，寐欠安，入睡难，多梦易醒，夜尿 2 ~ 3 次 / 晚，大便每日 2 ~ 3 次，不成形。舌紫黯，苔薄白少津，脉弦缓。BP 120/80mmHg。

处方：绞股蓝 10g，丹参 20g，川芎 10g，炙鳖甲 30g（先煎），肉苁蓉 15g，山萸肉 10g，枸杞子 15g，女贞子 10g，旱莲草 10g，酸枣仁 30g，合欢花 10g，炙甘草 6g。7 剂，每日 1 剂，水煎服，每日早晚各 1 次，每次 150mL。

2013 年 9 月 5 日三诊：患者诉近 3 个月来眩晕症状基本消失，现偶有头胀、耳鸣。纳可，寐欠安，入睡困难，睡眠时间短。夜尿 2～3 次 / 晚。大便每日 2～3 次，成形。舌紫，苔薄白，脉弦缓。BP 130/85mmHg。

处方：绞股蓝 10g，丹参 20g，夏枯草 15g，炙鳖甲 30g（先煎），合欢花 10g，天麻 15g，女贞子 20g，川芎 10g，制首乌 5g，肉苁蓉 10g，地龙 15g，酸枣仁 30g，紫石英 20g，白豆蔻 6g。7 剂，每日 1 剂，水煎服，每日早晚各 1 次，每次 150mL。

按语：

阮教授认为，人体脾肾两脏气血充盛，则能输水谷精微以养五脏。然该患者年事已高，脾肾亏虚，且患病日久，肾精亏虚，不能涵养肝木，阴不维阳，阳亢于上，上扰头目，发为眩晕。肾精亏虚故见耳鸣，视物模糊，神疲乏力。故治以益肾健脾、软坚散结。以绞股蓝、炙鳖甲、川芎、地龙、丹参、制首乌、炙甘草诸药软坚散结，健脾益气，活血通络；女贞子、旱莲草、五味子、枸杞子补肝益肾；沉香辛温，"温而不燥，行而不泄，扶脾达肾，摄火归原"；焦三仙助脾胃以增纳消导。

二诊，患者眩晕症状较前消失，出现心慌、寐欠安等症状。故去五味子、地龙、沉香、焦三仙等，加酸枣仁、合欢花养心安神。药理学显示酸枣仁具有镇静安神，且能抗心律失常的作用。

三诊，患者寐仍欠安。去酸枣仁、合欢花，予紫石英镇心安神；头胀痛耳鸣，可由血压升高所致，故予地龙、夏枯草，药理学研究证明二者均具有降血压的作用；金石之物本属碍胃之品，遂予以白豆蔻温中以消导，《本草求真》有言：其辛温香窜，流行三焦，温暖脾胃。

验案 4

周某某，男，61 岁，退休。2014 年 4 月 17 日初诊。

主诉：头晕间作 2 周。

现病史：患者于 2 周前因头晕自测血压，高达 160/80mmHg，服硝苯地平缓释片后，血压控制在 130/80mmHg 左右。现头晕间作，伴双下肢酸软无力，腰痛。纳可，寐安，二便调，舌淡红，苔白腻，脉弦数。BP 160/90mmHg。

既往史：糖尿病8年，现口服阿卡波糖片、盐酸吡格列酮片，注射胰岛素，空腹血糖控制在7mmol/L左右，餐后血糖未系统监测。

辅助检查：2014年4月16日查心电图示窦性心律，下壁心肌缺血。

西医诊断：高血压病，糖尿病。

中医诊断：眩晕（肾精亏虚、痰瘀互结证）。

治法：滋补肾精，软坚散结。

处方：续断15g，银杏叶10g，川芎10g，丹参20g，牛膝15g，夏枯草15g，槐花10g，牡丹皮15g，制首乌5g，炙甘草6g。7剂，每日1剂，水煎服，每日早晚各1次，每次150mL。

2014年4月24日二诊：服药后头晕症状缓解，血压控制在120～140/70mmHg，仍感双下肢无力、喘息憋气。纳可，寐安，二便调。舌红，苔白腻，脉弦。BP 120/60mmHg。

处方：桑寄生15g，玄参30g，淫羊藿10g，丹参20g，枸杞子20g，沙棘10g，五味子10g，川芎10g，牡丹皮15g，夏枯草15g，山萸肉10g。7剂，每日1剂，水煎服，每日早晚各1次，每次150mL。

按语：

患者素有糖尿病病史，当属阴虚体质，瘀浊之邪久羁脉内。患者年老，肾气渐虚，腰痛、下肢酸软无力乃为肾虚表现，"不荣则痛"。肾精不充于脑，脑失所养，见头晕、头痛。肾气虚，膀胱气化不利，可见夜尿次数多。故治疗上应以"益肾填精，活血化瘀"之法。夏枯草清热解毒，软坚散结，现代药理学研究显示其具有降压作用；银杏叶、川芎、丹参、槐花、牡丹皮活血养血化瘀，增加供血流量；牛膝、川断、制首乌补肾填精。

二诊，患者服药后诸症缓解，仍有下肢无力之苦。遂予以补肝肾强筋骨之桑寄生、淫羊藿、山萸肉、枸杞子；玄参、五味子养阴益气；沙棘同诸活血之品，共增化瘀之效，使得疾病速愈。

四、肝肾同源，"滋补肝肾法"治疗眩晕经验

肝藏血，肾藏精，精血互化同源，因此统称为"肝肾同源"。肝肾互相滋生充养，

同盛同衰。在病理情况下，老年患者肾阴不足常可导致肝阴亏损，肝肾阴虚出现阴虚内热、虚火内扰之象。临床常见患者由于情志不遂，肝失疏泄，气郁化火，肝阴耗动，上扰清窍，眩晕则作；又因久病伤肾，致使肾阴亏虚，肝肾同源，肾阴虚不能上滋肝木，致肝肾阴虚，不能上滋头目，亦可见眩晕。

肝肾亏虚之眩晕责之精亏血少，阴虚火旺，水不涵木，阳亢于上，发为眩晕、头痛。症见头痛隐隐，时时昏晕，颜面潮红，口苦，心悸失眠，遇劳加重，急躁易怒，腰酸背痛，盗汗，舌红少苔，脉细数。

临床用药方面，阮教授以肝肾阴虚之特点，结合肝体阴用阳的生理特点，常选用镇肝熄风汤加减，以玄参、天冬和白芍滋阴清热，壮水涵木，补肝肾阴之不足；又针对其肝阳偏亢，加龙骨、牡蛎等重镇之品以降逆；肝喜条达而恶抑郁，为防止重镇影响其条达，加茵陈、川楝子、麦芽调节肝气，补肝阴的同时，还需补肾阴。阴虚则多生内热，而内热更会导致阴虚进一步加剧，故滋肝阴的同时，需兼清肝热。

验案 1

衣某某，男，42 岁。2012 年 11 月 8 日初诊。

主诉：头晕间作 4 年余。

现病史：患者 4 年前体检时发现血压升高，服中药治疗 1 年余，未明显见效。近 1 年服用酒石酸美托洛尔片、福辛普利钠片，血压最高 130/90mmHg。现头晕昏沉，双目模糊视物不清，偶有耳鸣，无腰酸痛，口干口苦，但欲饮冷。纳可，寐欠安，入睡难，夜尿 2～3 次 / 晚，大便可。舌红绛，苔白厚腻，唇紫黯，脉弦数。BP 140/100mmHg。

西医诊断：高血压病。

中医诊断：眩晕（肝肾阴虚、浊毒阻窍证）。

治法：滋补肝肾，利水化浊。

处方：泽泻 30g，细辛 3g，丹参 20g，天麻 20g，杜仲 20g，牛膝 15g，决明子 15g，泽兰 10g，地龙 15g，柏子仁 30g，制首乌 5g，紫石英 20g，瓜蒌 30g，炙甘草 6g。7 剂，每日 1 剂，水煎服，每日早晚各 1 次，每次 150mL。

2012 年 11 月 29 日二诊：患者服药后头晕、视物模糊等症状消失，寐安，较前明显改善。近日无明显诱因偶有心慌伴胸闷，休息后缓解。口干但欲饮冷。纳可，寐安，夜尿 2 ~ 3 次 / 晚，大便可。舌红绛，苔黄厚腻，脉弦细。BP 130/80mmHg。

处方：茯苓 15g，厚朴 10g，枳壳 6g，黄芪 20g，丹参 20g，佛手 10g，瓜蒌 30g，制首乌 5g，紫石英 15g，炙甘草 10g，炙鳖甲 30g（先煎）。7 剂，每日 1 剂，水煎服，每日早晚各 1 次，每次 150mL。

按语：

"无痰不作眩"，本案患者头晕昏沉，苔白厚腻，当属痰浊阻窍为标；患者中年男性，发病日久，与情志、饮食内伤、体虚久病有关，致精亏血少、清窍失养。其舌红绛，口渴欲饮冷，耳鸣偶发，皆为肝肾阴虚之症。故治以滋养肝肾、利水化浊。泽泻、泽兰二药利水渗湿，给痰浊之邪以出路，同时兼可泄肾火与下焦湿热，瓜蒌宽胸豁痰，上三味针对病标，去除实邪；杜仲、牛膝滋补肝肾引药下行，此二药针对病本。天麻、决明子平肝熄风，平抑肝阳，同时决明子兼有清肝明目之效，加用地龙息风止痉。柏子仁养心安神，紫石英镇静安神，合用以养心镇静、安神助眠。细辛、制首乌合用，祛风止痛，养血通窍。

二诊，患者服药后症状好转，偶有心慌胸闷，口干欲饮冷，舌红绛，苔黄厚腻，为湿热内阻，当以理气化痰祛湿为要。方中茯苓利水渗湿，健脾（脾为生痰之源），厚朴理气化痰，枳壳破气（力缓于枳实），佛手行气化痰，瓜蒌宽胸豁痰散结，炙鳖甲软坚散结以加强化痰之效。

验案 2

李某某，女，60 岁。2013 年 6 月 6 日初诊。

主诉：眩晕间作 1 年。

现病史：患者自觉劳累后头晕，颈部僵直不舒，心慌，时气短，善太息，无胸闷憋气，无心前区疼痛，时烘热汗出，前额尤甚，偶心烦，盗汗，时咽痒畏寒喜暖，腰腹部欠温，如坐水中，腰部酸软，双下肢沉重无力，不自觉口角流涎，平素急躁。纳可，寐欠安，易醒，醒后难以复眠，多梦。夜尿 1 次 / 晚，大便日 1 行，质干，排便困难。平素自测血压 150 ~ 160/70mmHg。现口服拉西地平片、缬沙坦片。舌紫，苔厚，脉弦数。BP 180/70 mmHg。

西医诊断：高血压病。

中医诊断：眩晕（肝肾阴虚证）。

治法：滋补肝肾。

处方：当归 10g，生地黄 30g，白芍 20g，川芎 10g，香附 10g，牡丹皮 15g，夏枯草 15g，红景天 30g，益母草 15g，酸枣仁 30g，牛膝 15g，浮小麦 30g，制首乌 5g，甘草 6g。7 剂，每日 1 剂，水煎服，每日早晚各 1 次，每次 150mL。

按语：

肝肾阴虚又称肝肾亏损，是指肝阴和肾阴俱虚的病变。肝藏血，肾藏精，精血互化而同源，故又称肝肾同源。肝阴与肾阴互相滋生充养。在病理情况下，肾阴不足常可导致肝阴亏损，肝阴不足也会使肾阴亏损。阴虚则虚热内生，形成肝肾阴虚证，以阴液（精、血）亏损、阴虚内热、虚火内扰为其病变特点。心烦，盗汗，烘热汗出，劳累后头晕，皆属肝肾阴虚之候。腰部酸软，欠温，如坐水中，为典型的肾阳虚衰症状。再结合其舌象脉象可知，证属阴阳俱虚。当归、生地黄、白芍、川芎补养心血，益气养阴；香附、牡丹皮、牛膝行气活血；夏枯草、红景天、益母草养阴柔肝；酸枣仁安神宁心；浮小麦收涩敛汗。炙甘草甘温益气，通经脉，利血气，缓急养心。

验案 3

全某某，女，47 岁，职工。2012 年 10 月 18 日初诊。

主诉：头晕、头胀 3 个月。

现病史：3 个月前无明显诱因出现头晕头胀不适，自测血压高达 200/120mmHg，于当地医院就诊，经治症状好转出院。现无诱因头晕、头胀较前加重，血压波动较大，晨起、下午偏高，约为 150/80mmHg，伴烦躁易怒、腰酸乏力、颈项僵痛、畏寒喜暖、口干喜饮，时有心慌、气短，未诉明显胸闷胸痛。纳少，寐可。舌暗红，胖大边有齿痕，苔黄腻，脉沉细。BP 140 /90mmHg。

西医诊断：高血压病。

中医诊断：眩晕（肝肾阴虚证）。

治法：滋补肝肾，补养阴血。

处方：当归 10g，白芍 30g，生地黄 20g，炙鳖甲 30g（先煎），川芎 10g，补骨脂 10g，香附 10g，郁金 10g，野菊花 15g，白芷 10g，紫石英 20g，酸枣仁 30g，合欢花 10g，制首乌 5g，白豆蔻 6g。7 剂，每日 1 剂，水煎服，每日早晚各 1 次，每次 150mL。

2012 年 10 月 25 日二诊：服药后头晕、头胀、颈部僵痛感稍有改善，仍自觉少气懒言，周身乏力，畏寒。近日血压控制在 150/75 mmHg 左右，血压易随情绪变化而波动。纳可，寐安，二便调。舌暗红，边有齿痕，苔黄腻，脉沉细。BP 140/80 mmHg。

处方：当归 10g，白芍 20g，川芎 10g，香附 10g，钩藤 10g，天麻 15g，杜仲 15g，僵蚕 15g，生龙齿 30g，紫石英 15g，补骨脂 10g，生地黄 30g。7 剂，每日 1 剂，水煎服，每日早晚各 1 次，每次 150mL。

2012 年 11 月 8 日三诊：患者自述服药后头晕、头胀症状较前缓解，午后 14 时及晚间 19 时左右巅顶胀痛明显，口干喜饮温水。纳可，寐欠安，二便调。舌淡红，苔黄腻，边有齿痕，脉细数，BP 130/80mmHg。

处方：当归 10g，赤芍 20g，熟地黄 10g，川芎 10g，白芷 10g，野菊花 10g，杜仲 20g，夏枯草 10g，延胡索 10g，补骨脂 10g，香附 10g，酸枣仁 30g，紫石英 20g，炙甘草 6g。7 剂，每日 1 剂，水煎服，每日早晚各 1 次，每次 150mL。

按语：

本案患者肝阳亢于上，肾阴亏于下，故眩晕，腰痛；疲劳、乏力、气短为气血亏虚所致；兼顾患者年至中年，颈项僵痛、手指痉挛等状况，辅助以活血化瘀、疏肝理气之法。故方中以当归、生地黄、白芍养血；炙鳖甲滋阴潜阳；川芎、郁金行气活血化瘀；香附疏肝解郁；紫石英、酸枣仁、合欢花安神；补骨脂、制首乌滋补肝肾；白芷、菊花清利头目。

二诊症状改善，继前治疗。另加钩藤、天麻、僵蚕上行入头窍；以杜仲补肾生精；生龙齿镇心安神。

三诊症状好转，药至病所，继前治疗。患者头痛症状常于下午及夜间发作，且在巅顶，属于肝经有热。结合平素心烦易怒，寐欠安，可知病机系肝阳浮越于上；同时，下午、傍晚易出现胃寒怕冷，疲劳感明显，说明肾精亏虚为根本。故仍采用补肾疏肝、养血活血之法。加延胡索活血行气；易白芍为赤芍，清热凉血，散瘀止痛，增加止痛之功效；改生地黄为熟地黄，更重补肾养血之功。

验案 4

门某某，男，88 岁，退休。2013 年 12 月 19 日初诊。

主诉：头晕 10 余年，加重 1 年。

现病史：患者10余年前在外活动时突发头晕，前往医院就诊，诊断为高血压病，血压控制尚可。近1年患者头晕加重，血压控制不佳，维持在160/90mmHg左右，伴前额紧蹙不适、视物眩晕，口干欲饮，善太息，动则气喘，胃脘胀满不适，时有反酸，腰膝酸痛、双下肢乏力，未诉胸闷、胸痛等其他不适。纳可，寐欠安，夜尿5~6次/晚，大便干，每2日1次。舌红绛，苔黄厚腻，脉弦。BP 130/75mmHg。

辅助检查：2013年12月16日于当地医院查头颅CT示双侧基底节及右侧丘脑腔隙性梗死灶伴软化灶；脑萎缩。查经颅彩色多普勒示左侧椎动脉血流速度减慢，血流频谱欠佳，脉动指数普遍增高。

西医诊断：高血压病。

中医诊断：眩晕（肝肾阴虚证）。

治法：滋补肝肾。

处方：党参15g，麦冬10g，川芎10g，淫羊藿10g，肉苁蓉15g，枸杞子15g，制首乌5g，女贞子20g，海藻10g，百合30g，玄参20g，炙鳖甲30g（先煎），黄芪30g，浮小麦30g，火麻仁10g，白豆蔻6g。7剂，每日1剂，水煎服，每日早晚各1次，每次150mL。

按语：

本案患者老年男性，五脏渐衰，肾精亏虚，髓海不足，无以充盈于脑，又肝肾阴亏，水不涵木，阳亢于上则发为眩晕；动则气喘，偶有腰膝酸痛，双下肢乏力明显，夜尿5~6次/晚，寐欠安，属肾气亏虚，腰膝失养，固摄无权，膀胱失约；现胃脘不适，反酸，口中异味，口干欲饮水，大便干结，舌红绛，苔黄厚腻，脉弦，属肝肾阴亏，肝阳上亢，肝火犯胃，阴虚津伤。方中淫羊藿、肉苁蓉、枸杞子、女贞子、制首乌滋肾填精；炙鳖甲滋阴潜阳；海藻消痰散结；玄参滋阴泻火解毒；白豆蔻行气化湿；火麻仁滋阴润肠；百合养心肺胃阴，清心肺胃热；麦冬滋阴生津，清心热；浮小麦敛心液，益气阴，清心热。

验案5

朱某某，女，62岁，退休。2012年10月25日初诊。

主诉：头晕间作半年余。

现病史：患者半年前无明显诱因出现头晕症状，伴双目胀痛，晨起自测血压

170/110mmHg，就诊于当地医院，服酒石酸美托洛尔片，症状稍有缓解。现头晕明显，伴燥热汗出，腰膝酸痛，耳鸣如蝉，胁肋胀满不舒，口苦咽干不欲饮，心前区及左肩背部偶有疼痛，休息缓解。纳谷不馨，食后胃胀满不舒。寐欠安，多梦，二便调。舌红，苔黄腻，脉弦细。BP 140/100mmHg。

辅助检查：2012 年 10 月 24 日查心电图示前侧壁心肌缺血。查心脏彩超示主动脉硬化，左室舒张功能减低，左室壁运动欠协调，肺动脉瓣反流 I 度。

既往史：高血压病史 8 年。

西医诊断：高血压病。

中医诊断：眩晕（肝肾阴虚、肝阳上亢证）。

治法：滋补肝肾，平肝潜阳。

处方：玄参 30g，荔枝 30g，知母 20g，麦冬 10g，僵蚕 15g，当归 10g，白芍 20g，丹参 20g，牛膝 15g，天麻 15g，杜仲 15g，钩藤 10g（后下），生龙齿 30g，紫石英 20g，香附 10g，郁金 10g，合欢花 10g。7 剂，每日 1 剂，水煎服，每日早晚各 1 次，每次 150mL。

2012 年 11 月 3 日二诊：药后头晕症状稍缓解，近期血压控制在 150/90mmHg 左右。现仍有潮热汗出，太阳穴及后项部偶有头疼不适，伴耳鸣、口干口黏，晨起痰多。寐尚可，纳可，寐安，二便调。舌暗红，苔白腻，脉弦细。BP 140/90mmHg。

处方：玄参 30g，生地黄 30g，麦冬 10g，牡丹皮 10g，赤芍 20g，当归 10g，酸枣仁 30g，制首乌 5g，紫石英 20g，柴胡 6g，炙甘草 6g。7 剂，每日 1 剂，水煎服，每日早晚各 1 次，每次 150mL。

按语：

患者老年女性，五脏渐衰，腰膝酸痛、耳鸣如蝉均为肾虚之证；又因肾水亏虚，水不涵木，出现肝阳上亢，证见头晕明显，胸胁苦满，口苦咽干目眩，肝热内扰，出现寐欠安、多梦；患者舌苔黄腻，口干但不欲饮，系脾虚痰饮内停之象；饮停于胸，则胸前区疼痛。天麻甘平质润，用于肝风内动，钩藤清热平肝，二者共奏平肝熄风之效；杜仲补肝肾强筋骨，为治疗肾虚腰痛要药，并有降血压之功效；僵蚕熄风止痉，兼能化痰；生龙齿平肝潜阳、镇静安神，紫石英镇心安神，入心肝经，合欢花解郁安神，三者同用，用于肝热内扰所致心神不安的寐欠安。玄参、麦冬、牛膝、当归、白芍、丹参同入阴分、血分，其中玄参清热凉血养阴生津，麦冬养阴润燥且不滋腻，并有清心除烦之功，二者同滋阴；当归为补血圣药，补血活血，白芍养血敛阴，且柔肝缓急，并能平抑肝阳，二者同用补血养血；丹参凉血除烦安神；牛膝补肝肾强筋骨，引血下行，上药共用治本。患者有肝郁不舒之证，予香附合郁金，疏肝行气解郁，荔枝核行气散结止痛。

二诊患者服用上方后，起效迅速，眩晕阳亢症状明显缓解。目前头晕伴耳鸣，心慌，口干口黏，且从舌脉辨证见其阴虚症状突出。故本方以增液汤为基础，滋阴生津，同时臣以一系列活血养血药物，如牡丹皮、赤芍、当归、制首乌；佐使柴胡引经，入少阳经，针对少阳头痛的症状，酸枣仁养心安神。

第三章
诊余医话——阮士怡教授康寿心得

————————————————————

　　阮士怡教授年逾百岁，犹精神矍铄。他长期关注、关心百姓的健康、医疗等社会民生，对广大人民，尤其是中老年的健康长寿问题始终怀有极大的热忱，对中医药发展事业所面临的诸多问题，也有深刻而独到的见解。本章编选了阮教授从医数十载的临证感悟，以及在养生保健方面诸多宝贵的心得体会。

第一节
临证感悟

一、四诊合参，衷中参西

阮士怡教授认为四诊是中医几千年来医疗实践总结得来的，是认识疾病的主要方法，只有四诊合参，才能辨证立法准确，处方用药合理。四诊之中，首重"问诊"。问诊不清则不能做出正确的诊断与鉴别诊断。阮教授在临床中对"独诊其脉，不问病情"的做法，总是给予严肃的批评，他认为脉诊固然重要，但依然需四诊合参，才能准确无误地辨证。在临床中面对病情错综复杂、虚实寒热夹杂，四诊合参尚难辨析，更何况仅靠脉诊。中医辨病需四诊合参，切不可有夸大、神化一面之论。

阮教授在重视四诊合参的同时，也结合现代医学检查。他认为现代医学检查是五官的扩展，借助现代检查如 X 片、CT、MR 等，使我们的视野能看到人体内的状况；利用现代医学实验室检查结果，力求辨证施治的准确，更有利于对病情的把握和认识。例如，阮士怡教授在治疗胃脘痛时，首先通过四诊检查，进行中医辨证，同时结合现代医学检查（如上消化道钡餐检查、胃镜检查等）以进一步明确疾病是胃炎、消化道溃疡，或是其他消化道疾病。如为胃炎，则予相应的中医辨证药物治疗；如通过消化道内镜检查，发现为胃肠道中的溃疡，一些敛疮生肌药，以促进疾病痊愈；如为较严重的消化道溃疡或胃部肿瘤，则应考虑早期手术治疗，而后采用中医药治疗。

二、重视药理，提倡创新

中医学和西医学是两个不同的医学理论体系，是从不同的角度认识人体的生理规律和病理变化的。但就其本质来讲，两种医学都是以人体的生理病理为研究对象，故两种医学之间又有着共同的生命科学研究基础。阮教授认为，中西医各有所长，应取长补短。临床上，阮教授总会在辨证选方的基础上，结合现代中药药理进行加减化裁，而取得较好疗效。随着现代自然科学和一些新兴分支学科的发展，越来越多的结论证实，中医传统理论中的很多内容与现代科学相吻合。

中医应以现代各种科学技术为工具来寻求发展和创新。阮教授认为继承是创新的基础，创新是继承的关键。想要继承需深入学习中医古籍的精华，并运用在辨证施治的诊疗中，然后在继承的基础上发扬、创新，其方向就是要现代化。中医现代化，是对中医药主体理论和方法的发展与升华，使传统中医药与现代科学相结合。只有这样，才能使中医学更加彰显自身优势，并与现代科学技术的发展趋势相适应，也就更容易被国内外医学界，以及广大患者、民众接受。突出中医特色的现代化研究，除应该有中医特色思路之外，更应该具备中医特色的研究方法。但是，这需要一个较为漫长的过程，不可急于求成。

阮教授将自己的辨证处方用药分为三部分。首先，是依照中医传统理论给予处方用药，如老年虚寒证胃脘痛（慢性萎缩性胃炎）处方选用黄芪建中汤，并以此处方用药为核心。其次，是根据现代药理研究的最新成果给予治疗，如在上述处方中加用川贝母、乌贼骨（现代药理研究认为此二药具有保护胃黏膜的功能）、黄连（现代药理研究认为其具有抑制胃幽门螺杆菌的功能）。再次，依据患者主证以外的次要症候予以加减用药，如胃脘胀满者加砂仁，便溏者加白术等。阮教授这一处方用药方法在临床中取得较好的疗效。在治疗胃脘痛时，阮教授发现该病多因情志不遂、肝失调达、郁怒伤肝，进而横逆犯胃，胃失和降，瘀滞停涩，终形成溃疡，病位多在胃与肝。基于辨病与辨证相结合，阮教授举保护胃黏膜与抗酸类中药之功用，提出"行气开郁，活血散结，抑酸杀菌止痛"之治法。主要组方为：白芍、茯苓、延胡索、郁金、乌贼骨、浙贝母、煅牡蛎、半夏、厚朴、黄连。方中白芍性平味苦，入肝、脾经，重用以调和营血，柔肝止痛，现代药理研究显示其具有抗炎、预防实验性溃疡和促进溃疡面愈合的作用。延胡索、郁金入气分以行气解郁，入血分以祛瘀，气血同治，郁开痛止。茯苓性平味甘，利水渗湿，健脾和中，抑制胃酸分泌，降低胃酸浓度，防止溃疡发生。乌贼骨、煅牡蛎，根据现代药理研究，二药含少量碳酸钙、硫酸钙、镁、铝、铁、硅等成分，具有止血、抑酸、收敛的特点，与软坚散结之浙贝母合用，可吸附蛋白酶，中和胃酸，保护溃疡面。半夏辛温，化痰止呕，为脾胃二经之要药。厚朴苦、辛温，性燥善散，可行气运脾导滞以除胀。黄连苦寒，气味俱厚，入胃肠二经，清热解毒，现代药理显示其具有抑制和杀灭幽门螺杆菌的功能。诸药合用，抑制损害因素，又能增强防御机制。此外，针对胃脘痛在老年患者中多以脾胃虚寒证（多为慢性萎缩性胃炎）常见，阮教授在处方加减用药方面，以黄芪建中汤为主方，除本节前文中提到的加减辨证用药外，若见肝胃不和者，加柴胡、川楝子；脾胃虚弱者，加黄芪、白术；脾胃湿热者，加黄芩、炒栀子；胃络瘀阻者，加川芎、延胡索、丹参、当归；饮食停滞者，加炒莱菔子、鸡内金；胃出血者，加三七粉、仙鹤草。同时嘱患者服药期间，服用软质食物，禁食酸辣刺激，少食甘甜黏腻，调畅情志，注意休息。

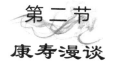

第二节
康寿漫谈

一、养生始于孕胎

健康长寿是人们的共同愿望，对于养生，阮士怡教授也有着独到的见解。阮教授认为，人的寿命和先天禀赋、自然环境、居住条件、医疗卫生条件、营养状况、个人保健、经济状况、社会制度及精神因素等多种因素相关。其中，阮教授尤为看重营养因素。他认为，养生决不能到了中老年阶段才开始注意，老年人五脏六腑俱已退化，此时养生为时已晚。阮教授主张，养生要自孕胎开始。从胎儿 3 个月开始，孕母就应合理安排膳食的营养搭配，一则保证婴儿大脑的发育完全，提高智商，二则保证婴儿均衡发育的营养需求，强壮筋骨。

阮教授指出，儿童期的健康是一生健康的基础，和日后是否长寿关系重大，其对如何保证儿童期的健康自有心得。他认为小儿脏腑娇嫩、形气未充，儿童期的抵抗力和免疫力都较低，很容易遭受细菌和病毒的侵袭，如感冒、发烧等病时有发生。这些病如果治疗不及时、不彻底，可能引发支气管炎、支气管扩张、哮喘、心肌炎、肾炎、风湿性关节炎、风湿性心脏病等疾病，严重影响人的寿命。

因此，养生不限于老年，养生应从孕胎开始，按时期与年龄进行养生，这样才能保持晚年身体健康。

二、青年时期当生活规律

"上古之人，其知道者，法于阴阳，和于术数，食饮有节，起居有常，不妄作劳，故能形与神俱，而尽终其天年，度百岁乃去。"这是《黄帝内经》中讲的话，也是阮教授一直遵从的养生方法。

随着时代的发展，当代青年人的作息变得十分不规律。夜晚经常熬夜，早晨又贪睡迟起，昼夜颠倒的作息使机体阴阳失调，容易诱发很多疾病。同时，面对电视、电脑、手机等电子设备的时间越来越长，不仅眼睛得不到休息，还易引发颈椎病、腰椎病等一系列疾病。阮教授认为青年期的养生方法，要注重"无病早防，有病早治"的理念，而不应该放任不良的作息习惯。

一日三餐没有规律，三餐的比例也不甚合理，也为青年的健康埋下了较大隐患。如今，人们的生活水平不断提高，年轻人尤其热衷于"可口"的食品，这类食品大多含有较高的糖分、油脂以及食品添加剂，对年轻人的健康着实是一大威胁。"现在的年轻人喜欢喝饮料、吃零食，喜欢吃偏辛辣、刺激性的食品，这些我年轻时候都不喜欢吃，而且我一直保持烟、酒、茶都不沾，饮食清淡。"阮教授建议，年轻人应该合理健康饮食，均衡膳食结构，而不要嗜食肥甘厚味与刺激性食物。

阮教授认为，起居有常、按时作息，三餐规律、配比均衡，适度运动、保障休息，是青年人应遵循的养生原则。阮教授对自己的生活作息要求十分严格。青年时期，他尽量保证晚上10点睡，早上7点起。他建议，青年人可以根据自身条件，坚持早晚适度地运动，从而放松身心、提高工作学习效率，对身心发育十分有益。

三、壮年时期当避免过劳

壮年时期是人生的重要阶段。此时人的工作、事业得到最大程度的发展，常常需要加班、熬夜和应酬。在家庭方面，又是处于上要赡养父母、下需教育子女的关键时期，所以壮年时期的人们常常承受了来自各方面的压力，往往处于过劳状态。一方面，过于繁重的劳动和心理压力常常诱发或加重高血压、冠心病等疾病，甚则导致心肌梗死、脑梗死或脑出血等危重疾患，也容易造成失眠、焦虑、抑郁等精神类疾病，从而严重影响生活质量；另一方面，繁多的应酬、油腻的饮食以及过量的烟酒又容易导致糖尿病、高脂血症等代谢性疾病，严重影响人的身体健康，并成为一些危重疾病的隐患。

阮教授认为 45 岁左右是人体健康的一个转折点。此时的人体各脏腑功能开始衰退，正气亏虚，精血不足，容易导致各种疾病。阮教授认为，这个年龄段的人们特别应该注意对身体的调养与爱惜。壮年时期应避免过度劳心劳力，保持规律的作息，在工作之余安排休闲娱乐的时间，适当参加体育运动；充分补充身体营养，同时也要注重心理健康，调节自己的情绪，从而平稳安全地度过老年期。

四、老年人重在调畅情志

阮士怡教授认为，衰老是以肾脏为中心的肝、心、脾、肺等脏器的自然衰变。这段时期对老年人身体健康程度、衰老速度而言是十分关键的。进入老年阶段，人体内分泌逐渐紊乱，容易罹患各种疾病。而老年人若想达到健康的状态，尤其应保护好心脏的泵功能，保护好身体的循环系统，比如中午适当午睡，不要过度劳累等。

对于老年疾病，阮教授认为除了用药物治疗外，还可以通过饮食调节达到延缓的效果。对于中老年人来说，要忌吃酸涩、油腻生冷、辛辣的食物，要多食用易消化、清淡、富有营养的食物。可以多吃一些鱼类、豆类、蛋类等食物，提高身体抵抗能力。平时应当注意饮食平衡，多吃绿色蔬菜，搭配一些如海带、海鱼、海虾等海产品。另外，还可以适当增加运动，对中老年人来说，锻炼要做一些幅度比较小的，比如散步、太极拳、八段锦、跳舞等都是比较好的选择，既可以锻炼身体，也可以陶冶情操。阮教授提醒广大老年朋友，运动量不宜过大，以免耗伤正气，大汗淋漓反而容易感受风寒邪气，而合理的运动量会令人感到精力充沛、身体轻松。

阮教授在老年人养生方面也十分强调调畅情志，性格恬淡随和，莫要大喜大悲。他指出，养生首先要从养神做起，最重要的养神方法是"恬淡虚无"，切忌五志过激，因为五志过激最耗人体正气。恬淡是最重要的修心方法，是防病的第一要旨，控制好自己的情绪，避免心情大起大落，保持思想上的安定、清净，心胸豁达，不因小事而烦闷，心安而神静，自然会永葆健康。

五、天人相应养生观念

1. 食饮有节

在饮食方面，阮教授主张"药补不如食补"，认为没有必要购买过多保健品以及滋补药食，人们所需的营养元素在日常的饮食中均能获取。阮教授注重饮食均衡，平日里以粗茶淡饭为主。他也不喝饮料，不吃零食，不沾烟酒，不吃辛辣有刺激性的食品。阮教授认为大米、白面越是精细，营养成分就越低，而未经过精细加工的米、面，能保留大部分的营养物质和膳食纤维。"我吃的主食基本是混合面，五谷杂粮反而能保证营养成分的吸收。"同时，阮教授提醒，泡菜、酱菜、烤制、熏制的食品都含有一定的亚硝酸盐等致癌物质，不宜多食。且这些腌制食品都含有过多的盐分，容易造成高血压，增加肾脏负担。

2. 运动适度

运动方面，已经百岁高龄的阮教授并未刻意去打太极拳或做健身操，但是会在每天早上起床后和晚上睡觉前，分别做 10 分钟左右的小幅肢体活动。阮教授表示，经常散步、游泳、打太极拳、唱歌、跳集体舞等，既可以锻炼身体，又可以陶冶情操，但是也要注意劳逸结合，运动要适量，时间不要过长，强度要符合自身的身体情况，以免内伤脏腑，外劳肢节。同时，运动不应单是体力的，也应包括脑力"运动"。阮教授现在每天仍坚持读书、看报纸、思考问题、写文章等，使脑部也"运动"起来。他说勤动脑不仅能使人精神焕发，思维敏捷，保持良好的心理状态，还可以起到延缓健忘的作用，对预防老年痴呆有一定好处。

3. 起居有常

在起居方面，阮教授从青年时期开始就保持着良好的作息规律。基本每天晚上十点睡觉，早晨七点起床，从不熬夜、晚起。阮教授认为，不恰当的生活习惯违反了自然界规律。自然界阴阳消长、昼夜更替是不变的规律，人作为自然界的一员，要顺应自然环境，起居应随季节的变化进行调整，与自然界保持一致。比如，春日里早卧早起以顺应升发之势，冬季早卧晚起以养护阳气。阮教授认为，不规律的生活习惯是造成正气损耗的重要原因。

4. 情志畅达

阮教授素性恬淡随和，很少大喜大悲。他指出，养生首先要从养神做起，最重要的养神方法是"恬淡虚无"，忌五志过激，因五志过激最耗人体正气。恬淡是最重要的修心方法，是防病的第一要旨。其含义就是情志太过与不及，都可导致气血运行失常，脏腑功能失衡。只有心态平和，才不会伤及五脏，这是养生的一种重要方法。他理解的"随遇而安"并非消极地"得过且过"，而是无论环境发生怎样的变化，你都没有怨天尤人、自暴自弃，仍是尽力做好目前能做的事，把握住每一个到来的机遇，并随着变化调整你的步调。阮教授认为，宽容待人是人生的一种美德，也是处理和改善人际关系的润滑剂。宽容就是以仁爱之心待人，不仅能使人心宽体泰、气血调和，而且对于群体的结合、社会的和谐也是很有意义的。

参考文献

[1] 阮士怡，张翰清，马建珍，等.参附汤加味治疗心力衰竭 [J].天津医药，1977，（6）:262-264.

[2] 张听新，赵砚娟，王玉芬，等.滋潜利复方降压片治疗高血压病 56 例临床疗效报告 [J].中医杂志，1980，（5）:31-33.

[3] 阮士怡，原希偓，马连珍，等.中医药治疗风湿性心脏病并发慢性心衰 36 例疗效观察 [J].天津医药，1982，（3）:173-175.

[4] 阮士怡.从脾肾虚损探讨胸痹的病因病机与治则 [J].天津中医学院第一附属医院院刊，1984，（Z1）:11-12.

[5] 阮士怡.中药"651"丸治疗冠心病心绞痛 [J].天津中医学院第一附属医院院刊，1984，（Z1）:89.

[6] 阮士怡，原希偓，任树生，等."软坚散结"中药复方抗动脉粥样硬化的实验研究 [J].天津中医，1988，（4）:12-15.

[7] 王学美，阮士怡，范英昌，等.降脂软脉灵对成年及老龄大鼠主动脉病理形态学的影响 [J].中西医结合杂志，1989，9（11）:672-674+646.

[8] 马增华.中药治疗心律失常的体会 [J].天津中医学院学报，1989，（1）:21-22+26.

[9] 阮士怡，马广信，王竹瑛，等.降脂软脉片防治冠心病 265 例临床疗效观察 [J].天津中医，1989，（6）:8-10.

[10] 阮士怡，何聪，范英昌，等.益肾健脾软坚散结方药 SMC 培养的影响——对细胞增殖，LPO 含量的观察 [J].天津中医，1989，（6）:35-36.

[11] 何聪，阮士怡 . 痰与衰老刍议 [J]. 天津中医学院学报，1989，（4）:9-10+22.

[12] 王学美，阮士怡 . 降脂软脉灵对大鼠肝中过氧化脂质和心肌脂褐素含量的影响 [J]. 天津中医，1990，（4）:34-35.

[13] 张军平，阮士怡，祝炳华，等 . 敦煌长寿方药延缓衰老的实验研究 [J]. 甘肃中医学院学报，1990，7（4）:27-28.

[14] 张军平，阮士怡，何聪，等 . 敦煌长寿方对培养兔主动脉平滑肌细胞的影响 [J]. 中药药理与临床，1991，7（1）:13-15.

[15] 张军平，郭利平，阮士怡 . 红芪多糖对培养兔主动脉平滑肌细胞内 LPO 和 SOD 含量的影响 [J]. 甘肃中医学院学报，1992，9（1）:27-28.

[16] 郭利平，阮士怡，段晨霞 . 肉苁蓉抗动脉粥样硬化的实验研究——对培养动脉粥样硬化兔平滑肌细胞的影响 [J]. 天津中医学院学报，1992，（2）:42-45.

[17] 范英昌，祝炳华，阮士怡 . "益气健脾、涤痰散结"法延缓衰老——抗生物氧化作用的实验研究 [J]. 天津中医，1992，（6）:23-24.

[18] 范英昌，祝炳华，阮士怡 . "益肾健脾，涤痰散结"法对大鼠心血管系统影响的实验研究 [J]. 老年学杂志，1993，13（1）:43-45.

[19] 王竹瑛，阮士怡，郭玉兰，等 . 益肾健脾复脉法治疗心律失常的 148 例临床观察 [J]. 天津中医，1993，（1）:13+7.

[20] 尼淑琴，王化良 . 益肾健脾、涤痰散结法对冠心病心功能改善的临床观察 [J]. 天津中医，1994，11（3）:19-21.

[21] 李艳梅，王竹瑛，王化良 . 益肾健脾、涤痰散结法对动脉硬化患者血栓素、前列环素及性激素影响的观察 [J]. 天津中医，1995，12（2）:8-9.

[22] 郭利平，阮士怡，段晨霞 . 肉苁蓉对培养正常兔主动脉平滑肌细胞影响的实验研究 [J]. 天津中医，1997，14（5）:33-34.

[23] 吴妍 . 阮士怡教授治疗溃疡病 40 例报告 [J]. 天津中医学院学报，1998，17（4）:7-8.

[24] 张军平，阮士怡，郭利平，等 . 益气软脉方药血清对培养血管壁细胞影响的实验研究 [J]. 中国中西医结合杂志，1998，18（S1）:41-43+358.

[25] 王化良，李艳梅 . 阮士怡教授治疗内科病学术思想研究 [J]. 天津中医，2002，19（3）:4-6.

[26] 阮士怡 . 冠心病治疗的回顾与前瞻 [J]. 天津中医药，2005，22（6）:448–450.

[27] 阮士怡，阮玮瑛 . 漫谈健康长寿 [J]. 开卷有益 : 求医问药，2009，（3）:22–23.

[28] 张军平，许颖智，李明，等 . 补肾抗衰片对动脉粥样硬化氧化应激状态的干预 [J]. 中国中医基础医学杂志，2009，15（4）:279–281.

[29] 倪淑芳，张军平 . 阮士怡教授基于整体观辨治心血管疾病临床经验撷萃 [J]. 天津中医药，2010，27（5）:356–357.

[30] 高宇，张军平，阮士怡 . 阮士怡教授治疗冠心病临证经验 [J]. 天津中医药，2011，28（1）:5–6.

[31] 任淑女，张军平，阮士怡 . 阮士怡教授临证特色浅析并验案三则 [J]. 中华中医药杂志，2013，28（3）:714–717.

[32] 郭晓辰，张军平 . 阮士怡教授养生思想探析 [J]. 中华中医药杂志，2013，28（5）:1454–1456.

[33] 郭利平 . 阮士怡治疗心血管疾病经验 [N]. 中国中医药报，2013–06–14（004）.

[34] 丁洋 . 阮士怡 : 中医在生命里周流不息 [N]. 中国中医药报，2014–12–24（003）.

[35] 丁洋 . 阮士怡 : 养生不能限于老年 [J]. 中国对外贸易，2015，（1）:76.

[36] 丁洋 . 阮士怡教授谈养生 [J]. 保健与生活，2015，（6）:17–17.

[37] 王晓景，张军平 . 从治病求本浅析阮士怡辨治心血管病经验 [J]. 中医杂志，2015，56（16）:1366–1368.

[38] 王晓景，张军平 . 国医大师阮士怡辨治心血管病用药经验撷拾 [J]. 辽宁中医杂志，2015，42（11）:2093–2095.

[39] 张宁，张军平，李明，等 . 阮士怡基于益肾健脾、软坚散结法辨治胸痹经验 [J]. 中医杂志，2016，57（1）:16–18.

[40] 谢盈彧，张军平，李明，等 . 阮士怡从脾肾立论治疗冠心病经验 [J]. 中医杂志，2016，57（3）:193–195.

[41] 辛颖，张军平，李明，等 . 国医大师阮士怡辨治心病临证经验撷萃 [J]. 中华中医药杂志，2016，31（4）:1269–1271.

[42] 周欢，张军平 . 阮士怡教授"益肾健脾、涤痰散结"法防治动脉粥样硬化理论探讨 [J]. 中华中医药学刊，2016，34（10）:2400–2402.

[43] 孙桂龙 . 七十五载大医精诚——记百岁国医大师阮士怡的医学人生 [N]. 中老

年时报，2016-3-19001.

[44] 肖雄. 阮士怡 养生应随年龄调整步调 [J]. 中医健康养生，2016，（11）:44-47.

[45] 王东. 百岁国医阮士怡谈养生秘笈 [J]. 开卷有益：求医问药，2016，（8）:35-36.

[46] 王晓景，张军平，李明. 阮士怡心脾肾三脏同调治疗冠心病经验 [J]. 中医杂志，2017，58（6）:464-466.

[47] 王洪东. 离不开患者的国医大师阮士怡 [J]. 开卷有益：求医问药，2017，（4）:38-41.

[48] 丁佳文. 阮士怡 百岁国医的漫漫从医路 [N]. 天津日报，2017-3-30009.

[49] 漆仲文，王晓景，仲爱芹，等. 基于育心保脉理论调治冠心病危险因素 [J]. 中医杂志，2017，58（14）:1192-1195.

图书在版编目（CIP）数据

国医大师阮士怡医案精粹 / 张军平主编. -- 北京 ：华夏出版社, 2019.1
（全国名老中医传承系列丛书）
ISBN 978-7-5080-9507-3

Ⅰ．①国… Ⅱ．①张… Ⅲ．①医案－汇编－中国－现代 Ⅳ．①R249.7

中国版本图书馆 CIP 数据核字(2018)第 144032 号

国医大师阮士怡医案精粹

主　　编	张军平	
责任编辑	梁学超　　颜世俊	
出版发行	华夏出版社	
经　　销	新华书店	
印　　刷	三河市少明印务有限公司	
装　　订	三河市少明印务有限公司	
版　　次	2019 年 1 月北京第 1 版	
	2019 年 1 月北京第 1 次印刷	
开　　本	787×1092　　1/16 开	
印　　张	8.75	
插　　页	4	
字　　数	158 千字	
定　　价	69.00 元	

华夏出版社　　地址：北京市东直门外香河园北里 4 号　　邮编：100028
网址：www.hxph.com.cn　　电话：（010）64663331（转）
若发现本版图书有印装质量问题，请与我社营销中心联系调换。